NOTIONS PRATIQUES

de

RADIOGRAPHIE DENTAIRE

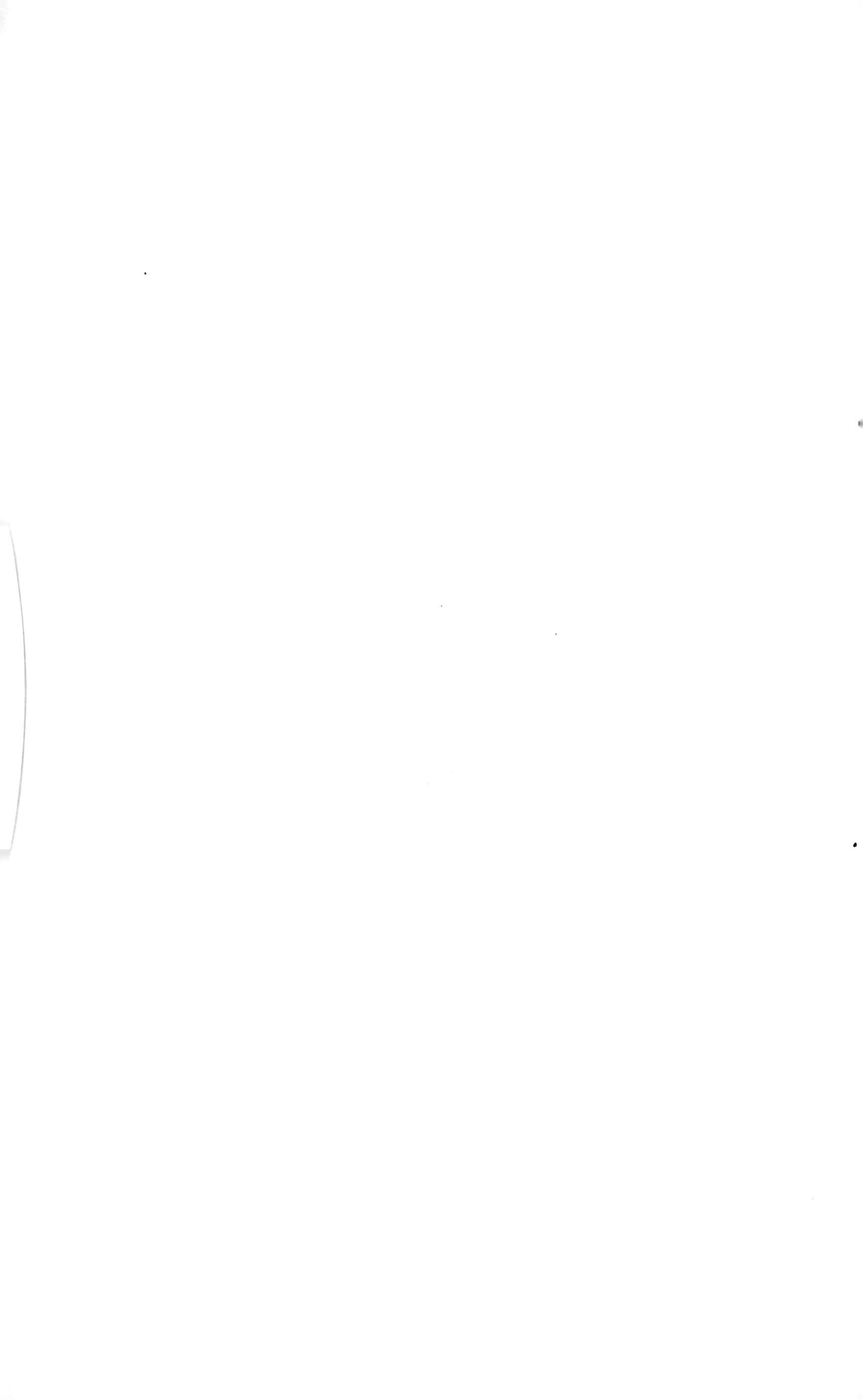

A. BOULAND
et R. ODIN

NOTIONS PRATIQUES
DE
Radiographie Dentaire

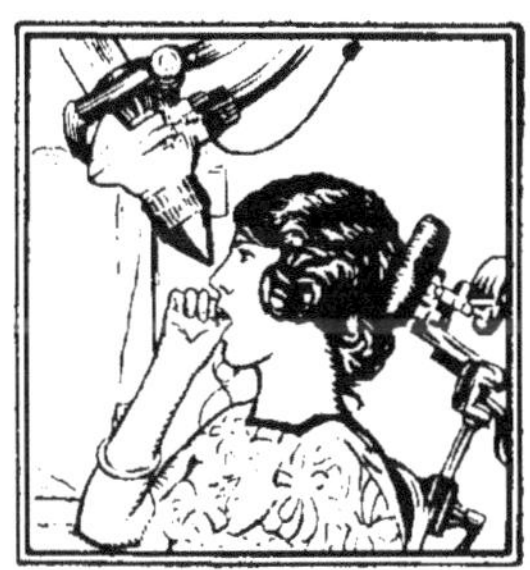

ÉDITIONS DE « LA SEMAINE DENTAIRE »
ÉTABLISSEMENTS ASH, CAPLAIN SAINT-ANDRÉ
PARIS -- 12, RUE DE HANOVRE -- PARIS
— 1923 —

Table des Matières

CHAPITRE III

CHAPITRE IV

CHAPITRE V

CHAPITRE VI

CHAPITRE VII

CHAPITRE VIII

INTRODUCTION

Les applications de la radiographie à l'art dentaire se sont considérablement multipliées dans ces dernières années. Le nombre des cabinets où l'on a journellement recours à ce mode d'investigation est devenu très grand et on peut prévoir que dans un avenir rapproché l'appareil de radiographie voisinera dans la plupart des cabinets, même modestes, avec le tour ou le tableau électrique.

C'est, pour les praticiens qui possèdent un de ces appareils et leurs assistants, aussi bien que pour ceux qui ne se sont pas encore occupés de la question, que nous avons préparé ce modeste travail dans lequel sont résumées des notions générales pratiques de radiographie dentaire.

Nous avons volontairement laissé de côté les considérations générales sur l'électricité et la production des rayons X ; ces notions sont actuellement connues de tous. Nous avons également omis la nomenclature des indications diverses de la radiographie et la question de l'interprétation des films et plaques qui est du domaine de la clinique.

Nous avons surtout cherché à donner de brèves notions pratiques.

Nous espérons que cette brochure intéressera nos confrères et trouvera une place dans leur bibliothèque.

CHAPITRE I

L'installation radiographique

Le peu de place dont dispose généralement le dentiste ne lui permet guère d'avoir une installation semblable à celles des hôpitaux ou des médecins spécialisés dans la radiologie.

Dès l'application de la radiographie à l'art dentaire, les constructeurs se sont appliqués à doter les chirurgiens-dentistes d'un matériel réduit et puissant ; les difficultés de réalisation étaient énormes et on peut dire que l'invention du tube Coolidge marqua l'entrée de la radiographie dentaire dans le domaine pratique.

Nous allons rapidement passer en revue les principaux organes d'un appareil moderne de radiographie dentaire. Il n'entre point dans le cadre du présent travail de s'occuper de la partie électrique de l'installation radiologique, mais une connaissance élémentaire de l'appareil est indispensable à l'opérateur pour obtenir de bons résultats.

L'APPAREIL DE RADIOGRAPHIE DENTAIRE

On sait que les tubes radiogènes fonctionnent sous des tensions très élevées. Le courant dont on dispose (généralement 110 ou 220 volts), doit donc être porté au voltage suffisant (45.000 à 60.000 volts dans le cas qui nous intéresse) à l'aide du transformateur.

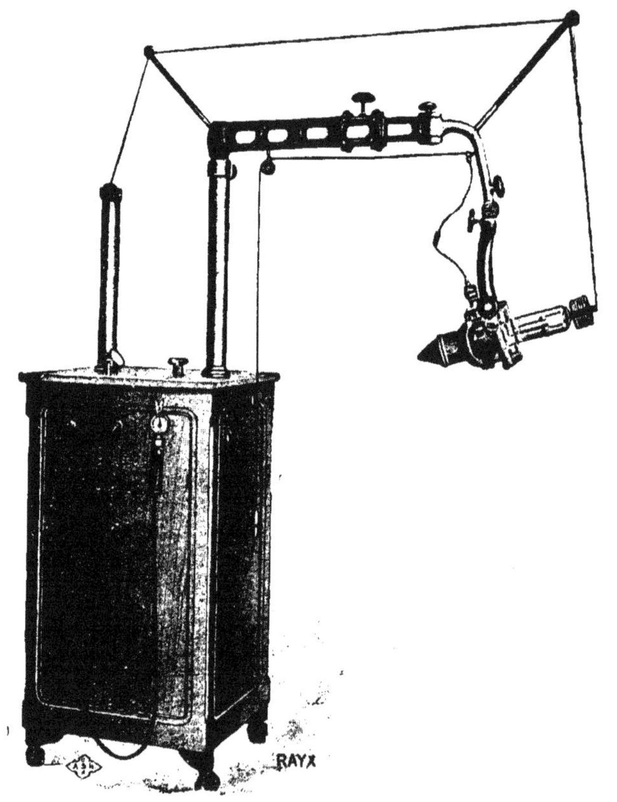

Fig. 1
Appareil de Radiographie dentaire.

Le Transformateur de haute tension. — Dans les appareils dentaires, cet organe se présente sous la forme d'une cuve métallique hermétiquement close.

Il se compose, en principe, de deux enroulements : le primaire et le secondaire.

Le primaire, formé de fil gros et relativement court, est alimenté par le courant alternatif de la ligne (110 ou 220 volts). A chaque phase, il se produit dans le *secondaire*, enroulement formé de fil fin et très long, un courant de haute tension et de faible intensité. C'est ce courant qui alimente le tube radiogène.

Les enroulements sont immergés dans l'huile, l'air ne formant pas, à d'aussi hautes tensions, un diélectique suffisant.

La Commutatrice. — Nous venons de voir que le transformateur doit être alimenté par du courant alternatif. Il arrive souvent que l'on ne dispose que de courant continu. Il est donc nécessaire de le transformer à l'aide de la commutatrice. C'est un

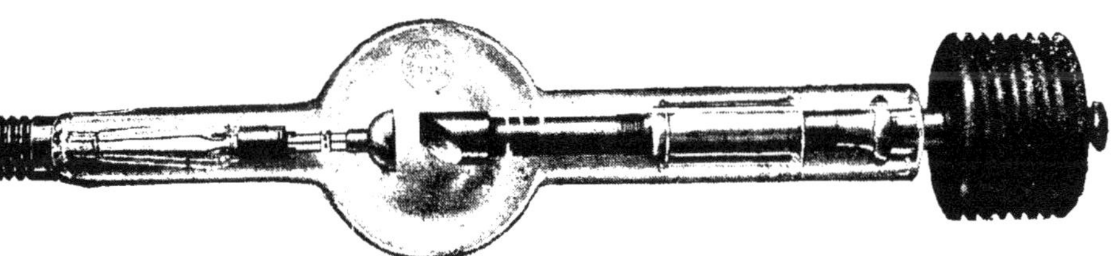

Fig. 2
Tube Coolidge à radiateur.

simple moteur à courant continu dont l'induit est relié à deux bagues sur lesquelles frottent les balais qui recueillent le courant alternatif.

Le démarrage de la commutatrice, comme celui de tous les moteurs électriques, exige l'emploi d'un rhéostat.

Le Tube Coolidge. — Basé sur le principe d'Edison, ce tube rectifie lui-même son courant, tant que l'anticathode n'est pas portée au rouge. Les poses, très courtes, employées en radiographie dentaire, permettent donc son utilisation sans soupapes ou redresseurs.

La cathode du tube Coolidge se compose d'un filament de tungstène, porté à l'incandescence par un courant de basse tension.

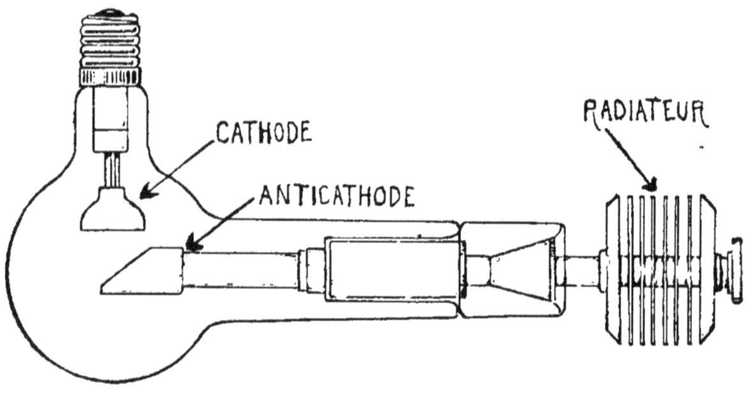

Fig. 3
Tube Coolidge dentaire.

Lorsque la haute tension est appliquée aux bornes du tube, le bombardement cathodique produit les rayons X.

Le vide du tube Coolidge est porté à l'extrême limite, l'afflux cathodique est indépendant du gaz restant : ce tube ne demande donc aucun réglage.

Les appareils dentaires utilisent un tube Coolidge dentaire, dont les électrodes sont décalées de 90° ; ce dispositif permet d'éloigner le pôle de haute tension du patient ; l'autre, étant mis à la terre, est inoffensif.

Le tube est enfermé dans une cupule en composi-

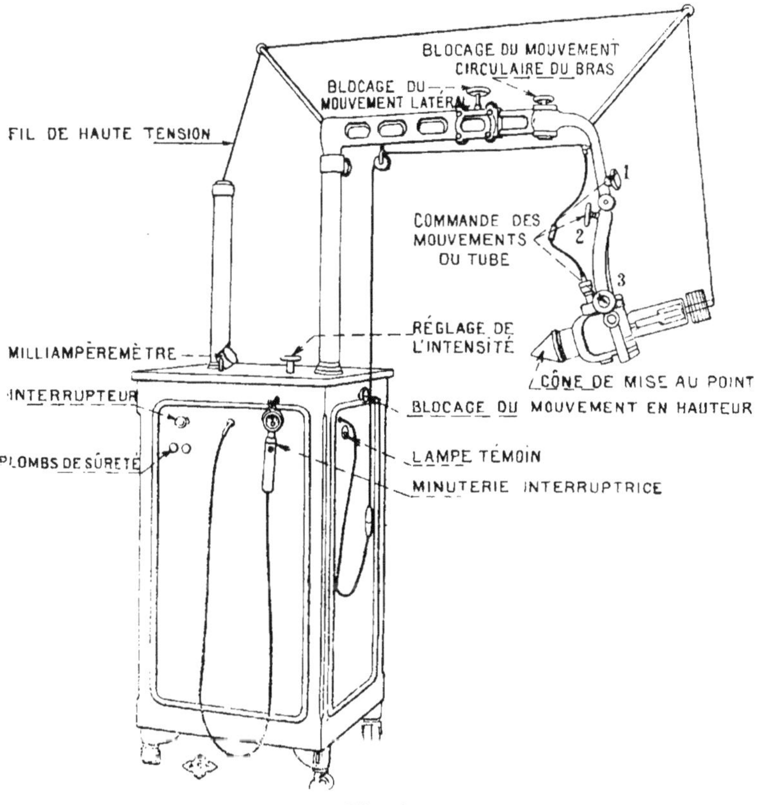

Fig. 4

Les principaux organes de commande d'un Appareil de Radiographie dentaire

tion anti-X, laissant seulement passer les rayons par une ouverture à laquelle sont adaptés le localisateur et le cône de centrage.

Schema d'installation de radiographie dentaire

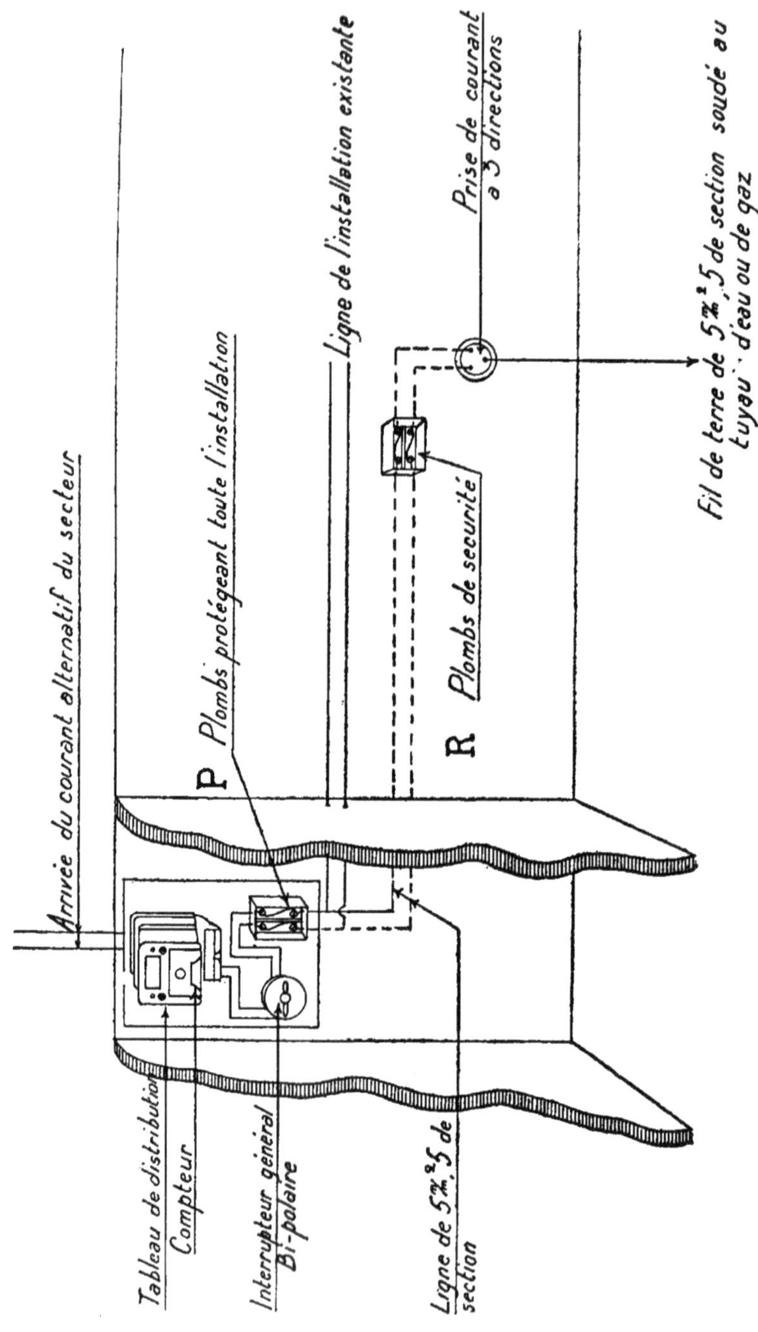

Fig. 5
Installation sur courant alternatif.

Schema d'installation de radiographie dentaire

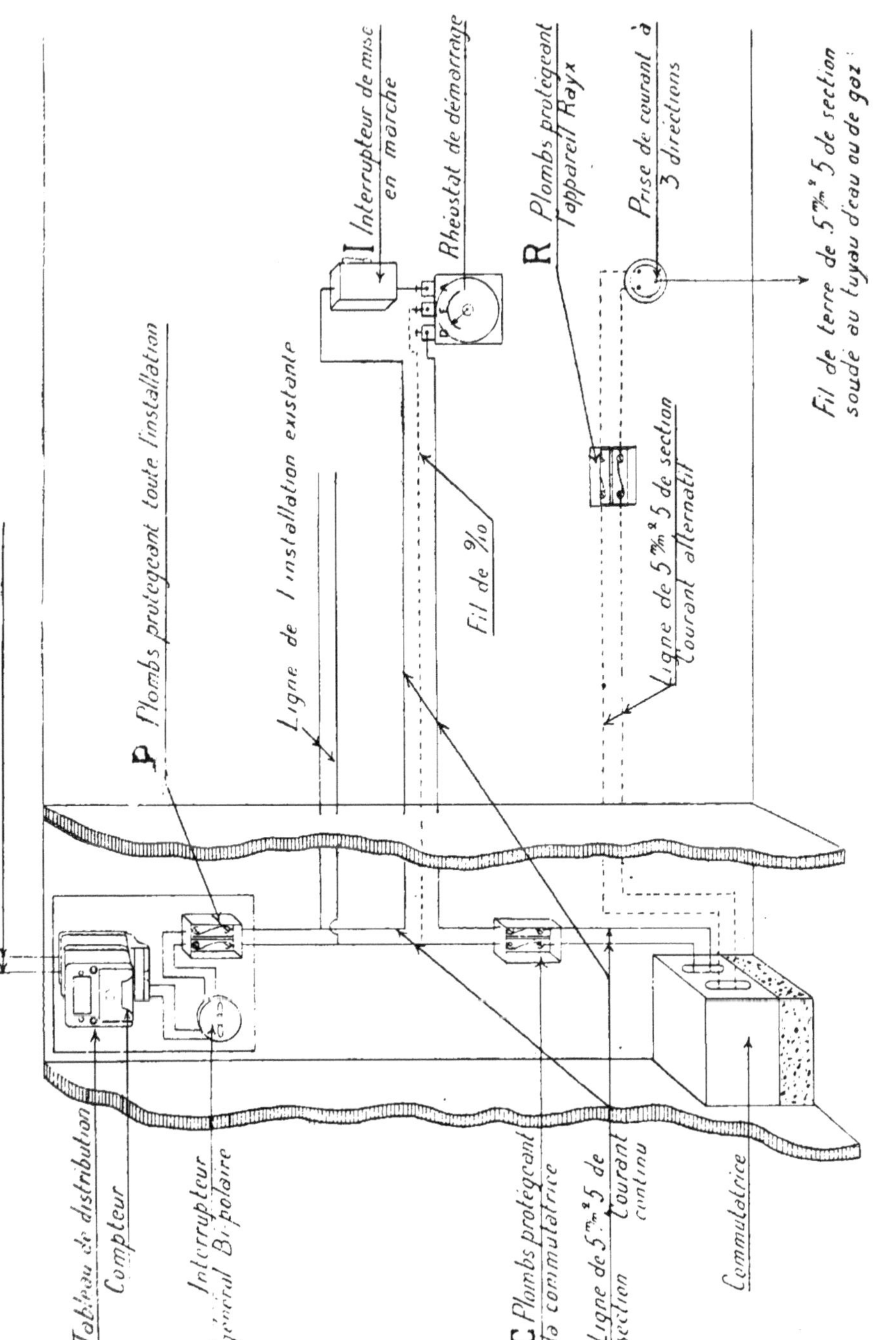

Fig. 6
Installation sur courant continu.

Le refroidissement de l'anticathode est assuré par un radiateur à ailettes.

Le Transformateur du Filament. — Il abaisse la tension du courant de la ligne et alimente le filament du tube avec un courant de faible voltage et de forte intensité.

Le Régulateur. — En modifiant la température du filament de la cathode, on modifie l'intensité des rayons X émis. Le régulateur, agissant sur le courant de chauffage, permet d'obtenir l'intensité de rayonnement désirée.

Le Milliampèremètre. — Il sert à mesurer l'intensité du courant de haute tension passant par le tube. Il sert dans le réglage de l'appareil à s'assurer, en agissant sur le régulateur, que l'on a bien l'intensité indiquée par le constructeur pour l'emploi de l'appareil.

L'Interrupteur. — Il se présente sous l'aspect d'une poignée en ébonite portant un chronographe. L'interrupteur agit sur le primaire du transformateur. Lorsque le circuit est fermé, le chronographe fonctionne, indiquant le temps de pose.

Réalisation de l'Appareil. — Les organes que nous venons d'énumérer sont enfermés dans un coffret muni de roulettes. Le tube est porté par une potence fixée à la partie supérieure du coffre. Il peut prendre toutes les positions.

La commutatrice n'est généralement pas placée

dans l'appareil ; on la met dans une pièce voisine du

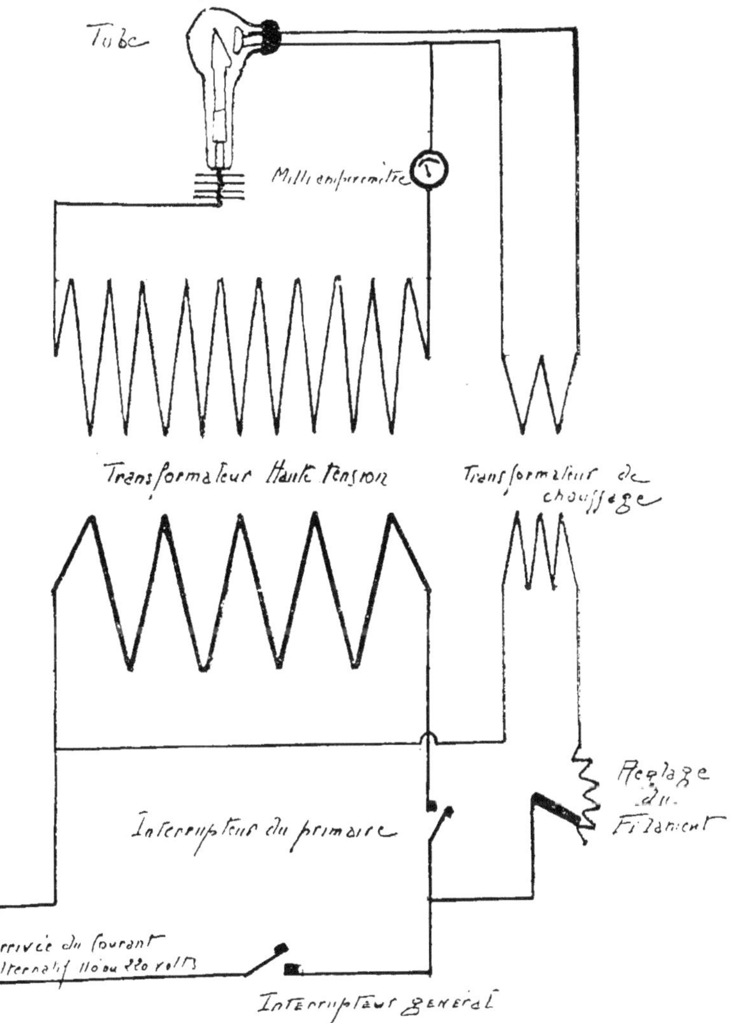

Fig. 7
Figure schématique d'un Appareil de Radiographie dentaire.

cabinet ou même dans un placard. Les schémas de montage fig. 5 et 6 donneront une idée de l'installation d'un appareil de radiographie dentaire.

Ligne d'alimentation. — La ligne qui alimente un appareil de radiographie dentaire doit pouvoir supporter une intensité suffisante, soit 15 ampères sous 110 volts et 10 sous 220. La section du fil sera de $\frac{27}{10}$. On s'assurera en outre que le compteur de l'installation pourra supporter les 10 ou 15 ampères exigés par l'appareil de radiographie.

Lors de la livraison d'un appareil, les constructeurs donnent d'ailleurs des instructions très détaillées pour le montage.

Ligne de terre. — Comme nous l'avons exposé plus haut, l'appareil est relié à la terre ; on choisira de préférence une canalisation d'eau, de gaz et, à défaut, de chauffage central, mais ce dernier moyen est défectueux.

L'Installation du Cabinet. — L'appareil de radiographie dentaire ne tient pas plus de place qu'un meuble de cabinet. Lors de la prise d'une radiographie on l'amène derrière le fauteuil. Si la disposition de la pièce le permet, on peut l'y laisser à demeure, ou le ranger dans un coin du cabinet.

Les Installations fixes. — Certains opérateurs préfèrent les installations fixes. Les organes sont les mêmes que pour les appareils mobiles, mais le tube est supporté par un pied monté sur roulettes. Un tableau, placé dans un coin du cabinet, réunit tous les appareils de commande et de mesure.

Ces installations ont un rendement égal aux appareils dont nous venons de parler. Elles nous paraissent cependant peu pratiques, dans un cabinet toujours encombré par le tour, le réflecteur, les meubles, etc... Les fils de haute tension deviennent très difficiles à isoler et présentent un réel danger.

Leur emploi exige une pièce spéciale uniquement consacrée à la radiographie.

CHAPITRE II

Les radiographies intra-buccales

La méthode intra-buccale est, de beaucoup, la plus employée en art dentaire. Ses indications sont multiples et sa technique très simple permet à tout opérateur d'obtenir de bons clichés au bout de quelques essais.

Nous allons examiner rapidement le principe que l'on peut retrouver dans toutes les méthodes intra-buccales, méthodes ne différant guère que par quelques détails accessoires, leur but étant toujours de fournir une image exacte avec la déformation la plus minime. Nous ne saurions trop recommander au praticien de s'appliquer spécialement à posséder d'une façon parfaite la pratique de la radiographie intra-buccale.

D'un emploi continuel, c'est à elle qu'on demandera la plupart des indications dont on aura besoin, elle sera même dans certains cas le complément indispensable des grands clichés extra-buccaux.

Accessoires photographiques. — Films et Plaques. — Ils varient suivant la technique que l'on emploie. Dans la méthode des petits films intra-buccaux on utilise des films dont les dimensions les plus courantes sont : $32^{m/m} \times 41$, 38×57, 38×51. Ces films sont livrés tout empaquetés, chaque emballage contenant généralement deux films.

Emulsions. — L'émulsion se fait en deux rapidités : rapide (regular) et extra-rapide (extra-fast), cette dernière étant généralement la plus employée.

On trouve également dans le commerce de petits films spéciaux pour molaires. Ils sont munis d'une petite cale en liège, qui, en s'appliquant sur la couronne de la dent, assure une parfaite stabilité.

Les petites plaques ou les films de 57×76 sont surtout employés dans la méthode dite de Belot (angle de 45°). Les films sont livrés tout empaquetés, les plaques sont fournies avec des enveloppes dans lesquelles on les place au moment de l'emploi.

Le temps de pose. — La détermination du temps de pose est un facteur très important en radiographie. Le temps de pose varie suivant :

Le longueur d'étincelle (1) ;

L'intensité ;

La distance anticathode-plaque ou film ;

L'épaisseur et la densité des tissus radiographiés ;

Et enfin la rapidité de l'émulsion sensible (régulière ou rapide) de la plaque ou du film.

Tenant à rester dans le domaine pratique, nous n'étudierons pas les différentes méthodes employées pour la détermination du temps d'exposition, nous

---

(1) La longueur d'étincelle sert de mesure à la tension du courant passant par le tube.

indiquerons, pour chaque groupe de dents, un temps de pose moyen, basé sur les éléments suivants :

Intensité du secondaire 8 M. A.
Longueur d'étincelle 75 m/m.
Distance anticathode-émulsion 20 c/m.
Emulsion extra-rapide (extra fast).

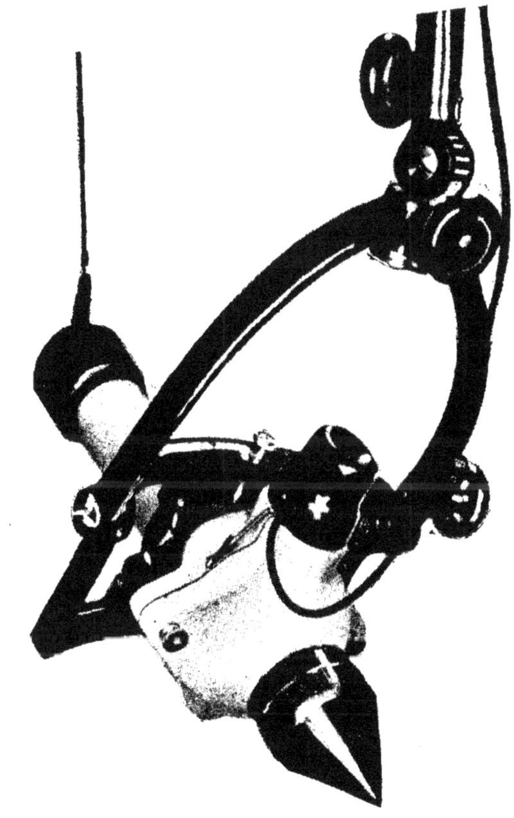

Fig. 8
Détails de la fourche porte-tube d'un Appareil de Radiographie dentaire. Toutes les dispositions peuvent être données au tube ; un dispositif pour le stéréoscopie a également été prévu.

Lorsqu'on opérera sur un sujet jeune on réduira un peu le temps de pose, tandis qu'on l'augmentera chez un patient de forte corpulence.

Ces indications ne seront d'ailleurs utiles à l'opérateur que dans ses débuts, l'expérience permettant vite d'apprécier avec une parfaite exactitude le temps d'exposition nécessaire.

Porte-Films. — La mise en place et le maintien du film en bouche n'est pas toujours très facile ; aussi a-t-on construit de nombreux modèles de porte-films

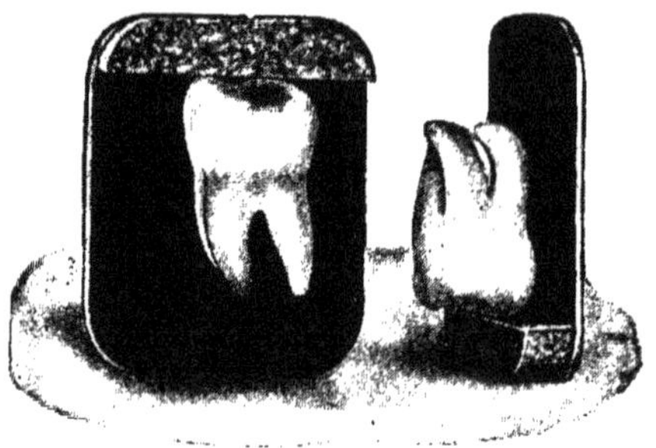

Fig. 9
Films pour molaires.

dont le rôle est d'assurer à la fois une bonne position et une parfaite immobilité du film.

Les uns sont maintenus par le patient à l'aide d'une tige qui sort de la bouche ; les autres sont fixés automatiquement par la fermeture des mâchoires ; il existe même des modèles qui se fixent au maxillaire à l'aide de crampons.

Nous retrouvons encore dans certains « indicateurs d'incidence » une autre méthode de maintien du film ou de la plaque.

Le perfectionnement des appareils dentaires rend

à peu près inutile l'emploi du porte-film. Il sera toujours possible de mettre en bonne place le film et de le faire tenir par le patient pendant les quelques secondes que dure le temps de pose. Nous ne critiquons certes pas l'emploi de ces dispositifs dont certains sont particulièrement ingénieux, nous disons simplement que nous n'en avons jamais rencontré la nécessité dans notre pratique.

RADIOGRAPHIE INTRA-BUCCALE

PAR PETITS FILMS

C'est la technique la plus employée. Un film de 32 × 41 est placé contre la face linguale de la dent à radiographier, le côté sensible de la pellicule (papier noir de l'emballage), face au tube. Le film est maintenu soit à l'aide d'un porte-film soit, plus simplement, par le doigt du patient. L'extrémité du tube munie du cône de centrage est dirigée contre la face, à hauteur de l'apex de la dent à radiographier, puis, tout étant correctement en place, on prend la radiographie.

La mise en place du film et surtout du tube sont les deux points délicats de la radiographie intra-buccale ; nous allons les étudier en détail.

Principe. — Outre la netteté de l'image qui sera due à l'immobilité parfaite du film et à l'exactitude du temps de pose, il est indispensable d'obtenir une image exacte de la dent à radiographier.

Un simple coup d'œil sur la figure 10 permettra de comprendre que pour avoir une image de même dimension que la dent radiographiée il faut que *le rayon central du faisceau soit perpendiculaire à la bissectrice de l'angle formé par le film et l'axe de la dent.*

Dans la figure ci-contre, A D représente le film,

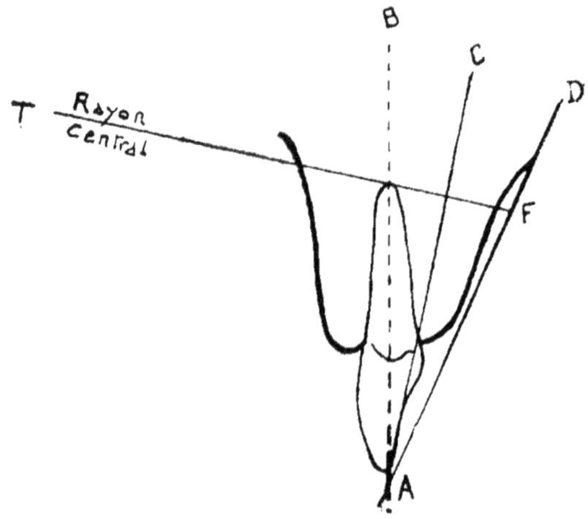

Fig. 10

AB, l'axe de la dent et AC la bissectrice de l'angle B A D.

Afin d'obtenir sur AD une image de même dimension que celle de AB, nous traçons la bissectrice AC de l'angle. La ligne TF, représentant le rayon central venant du tube, est perpendiculaire à AC et forme donc avec AB et AD un triangle isocèle dont les deux côtés AB et AD sont égaux,

Voici donc vérifié le principe émis plus haut, et que l'on trouve dans tous les traités de radiographie.

La mesure des angles dans la bouche du patient n'est malheureusement pas facile, et dans la plupart des cas, il faudra se contenter d'à peu près.

Dieck a réalisé un appareil permettant de déterminer automatiquement l'angle à donner au tube. Son dispositif se compose de trois branches pivotant autour d'un axe. L'une porte le film, l'autre coïncide avec l'axe de la dent et la dernière indique la direction du tube. Ce procédé est très pratique, cependant nous sommes assurés que les opérateurs arriveront très rapidement à apprécier au jugé l'angle à donner au tube.

Les figures ci-dessous permettent de comprendre les déformations que peut subir l'image de la dent par suite d'une mauvaise position du tube.

La figure 11 montre la prise d'une radiographie, la

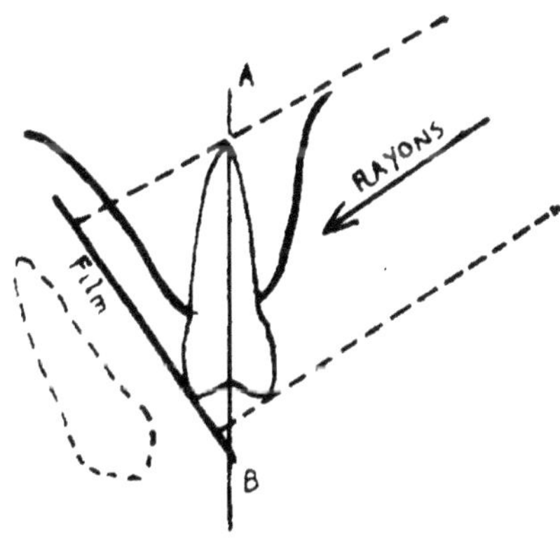

Fig. 11

position du tube étant correcte, on voit que l'image projetée sur le film sera de même grandeur que la dent radiographiée.

Dans la figure 12, au contraire, le rayon central forme avec la bissectrice de l'angle un angle aigu. L'image de la dent sera considérablement réduite,

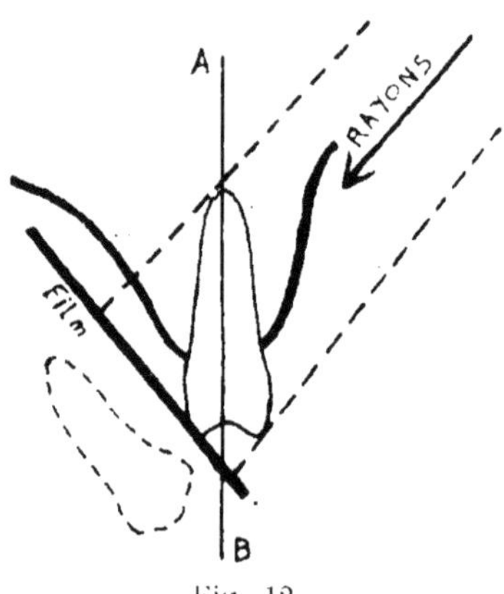

Fig. 12

l'interprétation du film très délicate et, si l'on veut localiser une racine ou tout autre corps, le cliché sera inutilisable.

La figure 13 montre encore une autre position

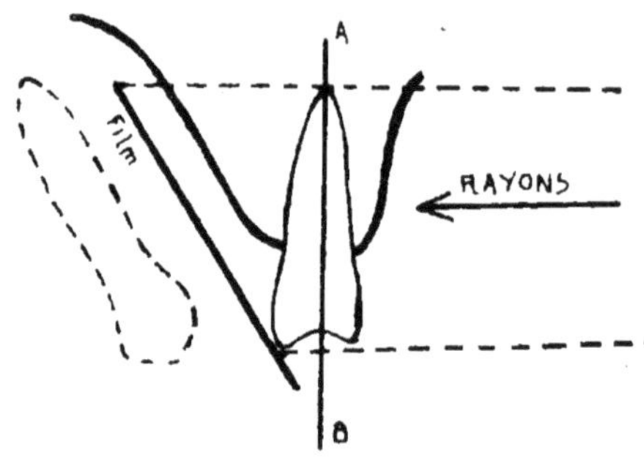

Fig. 13

incorrecte. Le rayon central n'est pas perpendiculaire à la bissectrice, mais forme avec elle un angle obtus.

Les dimensions de la dent sont considérablement agrandies et l'on peut se rendre compte que l'extrémité de la racine sera projetée hors du film.

RADIOGRAPHIE DES DENTS SUPÉRIEURES

Radiographie des incisives. — On examine soigneusement la forme du palais afin de déterminer quelle sera la position du film.

Amener le tube à sa position approximative, en se

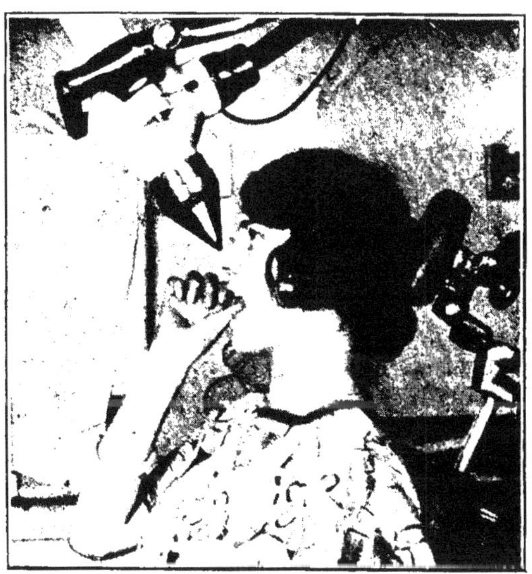

Fig. 14
Radiographie des incisives supérieures.

basant sur le principe exposé au paragraphe précédent.

Mettre le film en bouche de la façon suivante :

Le patient étant confortablement assis dans le fauteuil, la tête appuyée normalement et le plan occlusal à peu près horizontal, ouvre la bouche ; on place le film le plus haut possible, c'est-à-dire de manière que sa tranche inférieure soit au niveau du bord incisif de la dent. Ceci fait, on prie le patient de le maintenir fermement avec le pouce ou l'index, en ayant soin que les autres doigts ne soient pas sur le trajet des rayons, car leur image se superposerait à celle de la dent.

Terminer la mise en position du tube, en centrant l'extrémité du cône dans la *direction de l'apex* de la dent à radiographier.

Dans cette position, la pointe du cône de centrage vient à l'extrémité du nez du patient. On évitera qu'il y ait contact et on aura soin de laisser entre la peau et le cône un espace de deux ou trois millimètres.

Ceci fait, le patient ayant conservé la même position, on prend la radiographie. Le temps de pose moyen est de 2 secondes.

Radiographie des canines. — La mise en place du film se fait comme précédemment. Le tube est amené du côté à examiner, à hauteur convenable, la pointe du cône centrée dans la direction de l'apex de la dent et l'axe toujours perpendiculaire à la bissectrice de l'angle film-axe de la dent.

Même temps de pose que pour les incisives.

Radiographie des prémolaires. — Ces dents ne présentent guère plus de difficultés que les canines.

A l'interprétation, il faudra tenir compte que l'image du sinus est généralement projetée sur les racines. Il n'est guère possible d'éviter cette projection ; avec un palais très ogival on pourrait essayer de donner au tube une inclinaison plus faible, le film étant presque vertical, mais il ne faut guère compter sur cette éventualité.

Temps moyen de pose : 2 secondes ½.

Radiographie des molaires. — Ces dents sont incontestablement les plus difficiles à radiographier.

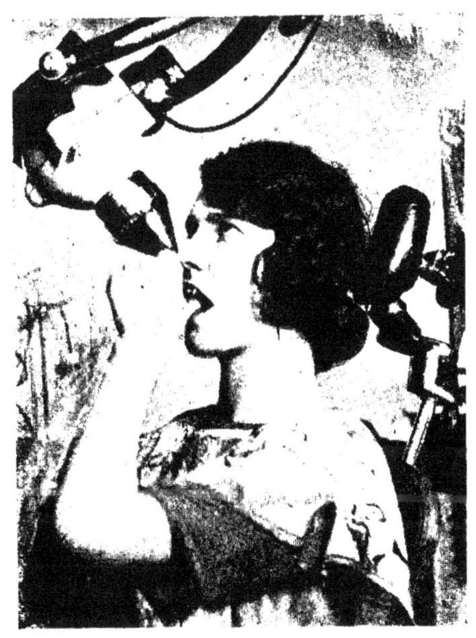

Fig. 15
Radiographie des Molaires supérieures.

Le film, surtout pour la dent de sagesse, est mal supporté par le patient qui accuse souvent une gêne et parfois des nausées.

D'autre part, la projection de l'arcade zygomatique vient brouiller le cliché déjà peu net, en raison de la superposition des trois racines de la dent.

La figure 16 montre quelle devrait être la direction des rayons pour chaque racine ; on voit donc qu'une seule radiographie est insuffisante si l'on veut une image exacte de toutes les parties de la dent.

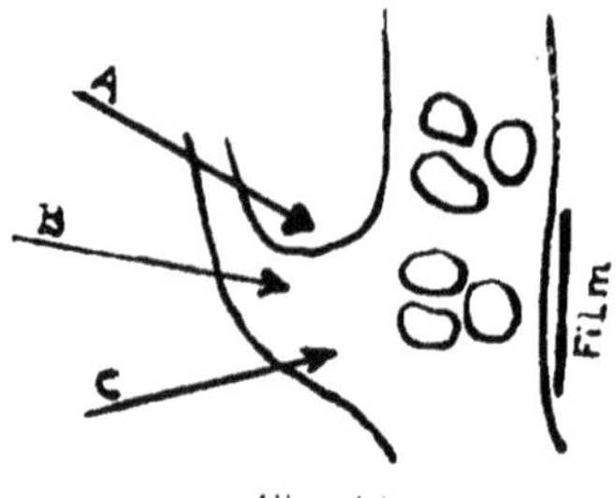

Fig. 16

A B C sont les directions que devrait avoir le rayon central pour la Radiographie de chaque racine.

Le temps de pose est de 3 à 4 secondes, car le tissu osseux est plus épais.

RADIOGRAPHIE DES DENTS INFÉRIEURES

La détermination de l'angle à donner au tube est moins compliquée que pour les dents supérieures. Par contre, la mise en place du film est assez difficile, le plancher buccal ne permettant pas toujours d'enfoncer suffisamment le film pour qu'il arrive à hauteur de l'apex.

Le meilleur moyen consiste à ne faire ouvrir la bouche qu'à demi ; les muscles se prêtent mieux à la mise en place du film. On aura soin de veiller à ce que le film ne se retourne pas, mais soit enfoncé parallèlement au maxillaire.

Radiographie des incisives. — Le patient est assis

dans le fauteuil, la tête un peu en arrière, le rayon central est presque perpendiculaire au film, dont l'inclinaison, s'il est bien placé, doit être insignifiante.

Comme nous l'avons indiqué, les muscles de la bouche ne seront pas contractés, car le frein de la langue rendrait impossible la mise en place du film.

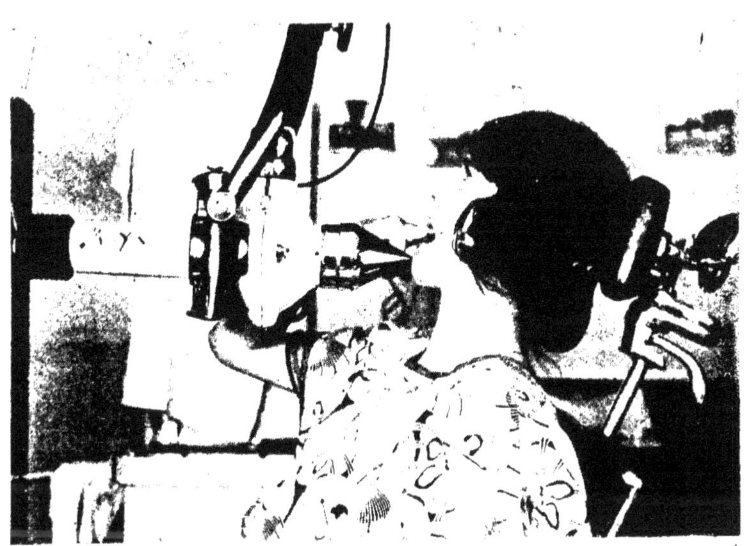

Fig. 17
Radiographie des incisives inférieures.

Le tube est centré dans la direction de l'apex des incisives, la tranche supérieure du film étant à hauteur du bord incisif des dents.

Temps moyen de pose : 2 secondes.

Radiographie des canines. — Même technique que pour les incisives. On se souviendra, en centrant le tube, que la racine de ces dents est beaucoup plus longue que celle des incisives.

Temps moyen de pose : 2 secondes à 2 secondes ½.

Radiographie des prémolaires et molaires. — La mise en position du tube n'offre pas de grandes difficultés. Le rayon central sera presque perpendiculaire au maxillaire. Le film bien enfoncé sera maintenu par le patient qui évitera tout mouvement de la mandibule.

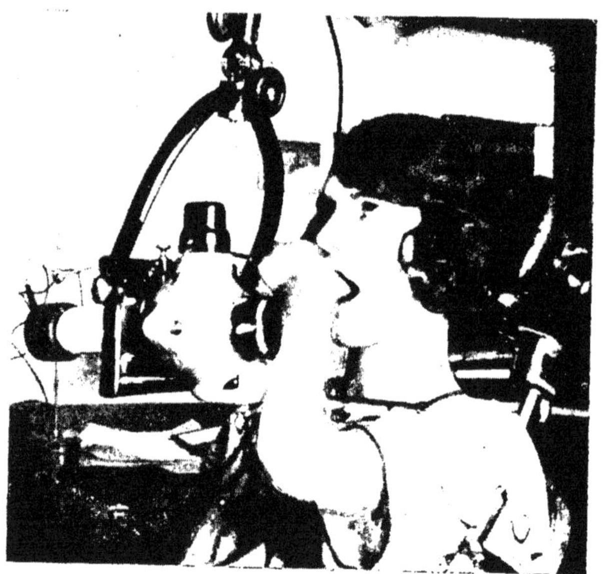

Fig. 18
Radiographie des molaires inférieures.

Si l'on opère sur une dent de sagesse incluse, la mise en place du film est assez délicate, car il doit souvent être enfoncé le long de la branche montante.

Temps moyen de pose : 3 secondes.

Lorsque le patient supporte mal le film ou ne le maintient pas suffisamment, on pourra employer les petits films spéciaux munis d'une cale en liège dont nous avons parlé (1) ; ils rendront de grands services, mais leur dimension réduite ne permet que la radiographie d'une seule dent à la fois.

LA MÉTHODE INTRA-BUCCALE DITE DE BELOT

Cette méthode, préconisée en France par le Dr Belot, était très employée avant la généralisation de l'emploi des petits films intra-buccaux.

Elle présente deux avantages fort importants : la déformation de l'image est presque nulle, le champ radiographié est relativement grand.

Nous ne saurions trop la conseiller dans les radiographies d'incisives ou de canines ainsi que dans la recherche des dents incluses.

Principe. — On place dans la bouche, *sur le plan d'occlusion*, une plaque ou un film d'environ 6 × 7, l'emploi de la plaque nous semble préférable, car elle est plus rigide. L'axe du tube est dirigé vers l'apex des dents à radiographier, de façon qu'il fasse avec la plaque un angle de 45 à 50°.

L'examen de la figure 19 qui schématise la méthode permet de se rendre compte que le principe est le même que dans la technique des petits films intra-buccaux.

L'axe de la dent et la plaque forment un angle de 90° ; le rayon central, formant avec la surface de la plaque un angle de 45°, est donc perpendiculaire à la

(1) Voir fig. 9.

bissectrice de l'angle axe de la dent-plaque, éléments qui permettent d'obtenir une image en grandeur réelle de la dent.

L'illustration représente les dents supérieures,

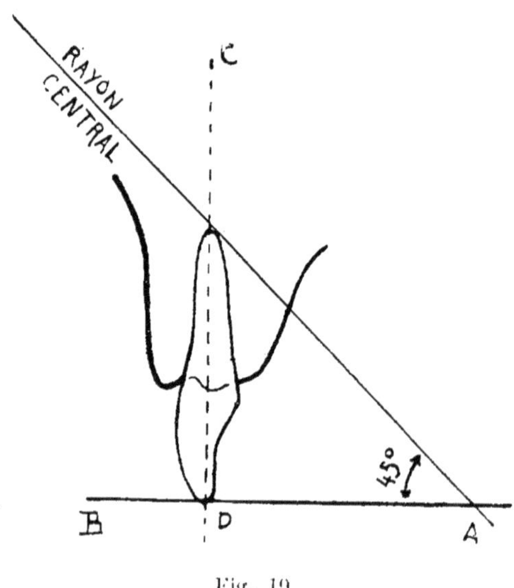

Fig. 19

mais on comprend facilement qu'il en serait de même pour les dents inférieures.

Technique. — Le patient est assis, la tête placée de façon que *le plan d'occlusion soit sensiblement horizontal.*

Le tube, dont la pointe du cône de mise au point est dirigée sur l'apex des dents, est incliné de 45° sur le plan horizontal.

La plupart des appareils sont munis des graduations angulaires à l'axe du tube (fig. 21) ; on pourra donc faire la mise au point avec la plus grande facilité, si on a eu soin de disposer la tête pour que le plan d'occlusion soit horizontal.

La plaque ou le film, soigneusement empaquetés,

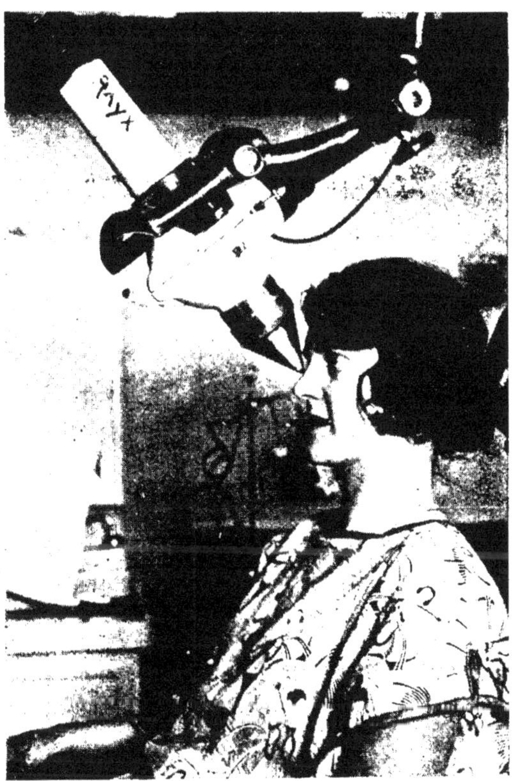

Fig. 20
Radiographie des dents supérieures.

sont placés en bouche en enfonçant le plus profondément possible. Le patient ferme très légèrement la bouche afin de ne pas briser la plaque.

On s'assure encore une fois de la mise au point du tube et l'on prend la radiographie. Temps moyen de pose : 3 à 4 secondes.

Les indicateurs d'incidence. — La technique de cette méthode, très en vogue parmi les radiologistes, a été perfectionnée quant à la mise en position du tube.

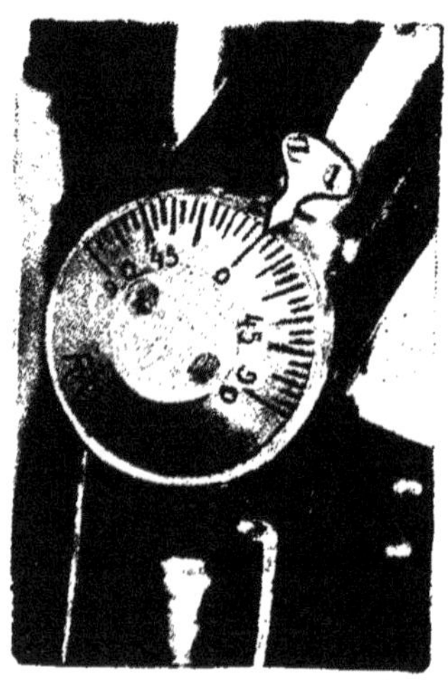

Fig. 21
Graduation angulaire du porte-tube d'un appareil. Cette graduation permet de déterminer exactement l'angle correct.

On a construit de nombreux indicateurs d'incidence, parmi lesquels nous citerons ceux des docteurs Belot et Petit, ainsi que la radiogoniomètre du Dr Guilleminot.

Ces appareils sont surtout utiles avec les pieds porte-tube des installations fixes, ils n'ont guère d'applications avec les appareils dentaires.

Les indicateurs d'incidence sont fixés à la cupule du porte-tube. Une tige parallèle aux rayons est terminée par une plaque qui forme avec elle un angle de 135°. Cette plaque porte le film qui est ainsi mis automatiquement en position.

LA RADIOGRAPHIE STÉRÉOSCOPIQUE

Lorsqu'il s'agit de localiser une dent incluse, de déterminer la direction exacte de la courbure d'une racine, etc., un seul film n'est plus suffisant, il faut avoir recours à l'examen stéréoscopique qui donne l'impression du relief.

La plupart des appareils dentaires modernes, sont munis d'un dispositif permettant la prise des clichés stéréoscopiques ; aussi n'éprouve-t-on aucune difficulté dans la mise en position du tube. Mais il n'en est pas de même dans la mise en place du film.

En effet, la radiographie stéréoscopique exige la prise de deux clichés sous un angle différent ; or, il faut que les deux films soient rigoureusement impressionnés à la même place ; le plus léger mouvement de tête du patient, le moindre déplacement du second film par rapport au premier, et l'image examinée au stéréoscope est totalement illisible.

La plupart des auteurs préconisent l'emploi d'une empreinte au Stents qui assure la mise en place exacte du second film. La tête du patient devra être fixée à la têtière avec un bandeau afin d'éviter tout déplacement.

Le tube étant mis en position, de la manière indiquée lorsqu'il s'agit d'un cliché ordinaire, on place le film à l'endroit voulu et on recouvre de Stents la partie du maxillaire à radiographier en ayant soin d'englober le film. On prie le patient de fermer la bouche et on attend le durcissement de la composition que l'on peut activer avec un peu d'eau froide.

On termine le centrage du tube et l'on prend le premier cliché.

Le patient ayant ouvert la bouche, on retire le Stents et le film.

On place un second film dans l'empreinte que le premier a faite sur le Stents, puis on remet le tout en bouche.

Le patient ferme alors la bouche comme précédemment, les cuspides entrant dans leurs empreintes reprennent donc *exactement* la même position que lors de la prise du premier film. Le tube est décalé de l'angle stéréoscopique et le second cliché est pris.

Dans la prise des deux clichés, il est indispensable que les temps de pose soient rigoureusement égaux et que les deux films soient développés dans le même bain, pendant un temps égal, afin d'obtenir la même intensité.

Les films, une fois secs, sont placés sur des montures spéciales et examinées au stéréoscope ; on voit alors l'image en relief, tout comme si l'œil pouvait regarder à travers le maxillaire (stéréo-image).

Les techniques indiquées pour la prise des radiographies stéréoscopiques sont assez nombreuses ; les uns emploient le porte-film ; d'autres, au lieu de prendre l'empreinte sur le film, se contentent de le fixer sur le côté lingual du Stents à l'aide d'une plaque d'aluminium. Mais, bien qu'elles présentent quelques différences de réalisation, ces méthodes sont basées sur le même principe, qui consiste à se servir de l'empreinte pour placer le second film dans la même position que le premier.

QUELQUES INCIDENTS

Salivation trop abondante. — Il arrive parfois, surtout pour les radiographies des dents du bas, que la mise en place du film occasionne une salivation abondante.

L'emploi de la pompe à salive est tout indiqué, à condition de *ne pas la faire actionner par le patient* qui pourrait se déplacer. A défaut de pompe, on peut employer les rouleaux de coton, serviettes, etc.

Nausées. — Dans les radiographies de dents de sagesse, il se produit souvent des nausées ; sans recourir aux badigeonnages à une solution de cocaïne, on pourra faire sucer au malade quelques pastilles chocolatées, employées lors de la prise d'empreinte. On pourra aussi habituer le patient à supporter la pellicule en la lui faisant placer deux ou trois fois en bouche, en bonne place, avant de prendre la radiographie et en le faisant *respirer par le nez*.

On évitera ainsi une perte de temps au moment de la prise du cliché, et, souvent, pas mal d'insuccès.

Patients nerveux. — Le crépitement brusque produit par le fonctionnement du tube fait souvent bouger les patients nerveux ; aussi sera-t-il bon de les faire assister au fonctionnement de l'appareil durant quelques instants afin de les rassurer et d'obtenir leur immobilité durant la prise du cliché.

Douleur. — La mise en place d'un petit film intra-buccal est parfois impossible, lorsque la moindre compression de la muqueuse buccale cause une douleur très vive. On aura alors recours à la méthode dite de Belot, ou, en cas d'impossibilité, à la radiographie extra-buccale.

Remplacement des films par des plaques photographiques. — Le chirurgien-dentiste établi à la campagne ou dans une petite ville peut se trouver dépourvu de films ou plaques radiographiques. Une petite plaque ordinaire ou une pellicule photographique coupée et empaquetée en chambre noire, feront l'affaire. L'image sera moins bonne, mais suffisante pour être interprétée.

CHAPITRE III

Les radiographies extra-buccales

Indications. — Les méthodes intra-buccales que nous venons de décrire sont parfois insuffisantes pour éclairer un diagnostic ou guider une intervention.

Dans certains cas de dents incluses, ou en ectopie, dans les cas de fracture ; lorsqu'on suppose une sinusite ou tout au moins une chute de racine dans le sinus et dans la plupart des affections graves de la mâchoire, le petit film n'est plus suffisant ; un cliché de tout un côté du maxillaire devient nécessaire et l'on a recours à la Radiographie extra-buccale.

Certains auteurs emploient presque exclusivement cette technique pour les molaires (1). Lorsqu'il s'agit d'une seule dent, elle n'est pas nécessaire, mais pour un groupe de dents, elle devra toujours être employée, s'il le faut même, concurremment avec les films intra-buccaux.

La Radiographie extra-buccale est considérée comme très difficile par beaucoup de débutants. Bien qu'elle ne présente pas la facilité de la prise d'un petit film intra-buccal, nous croyons pouvoir affirmer qu'un

---

(1) Voir Tranier : *La Radiographie dentaire*. — Editeurs : Dupeyrac et Cie, Marseille.

peu d'attention et quelques jours d'expérience, suffiront aux opérateurs pour obtenir dans tous les cas courants, de très bons clichés.

Accessoires Photographiques.— Plaques et films. — La radiographie extra-buccale nécessite l'emploi de plaques ou films 13×18 ou 18×24, le premier format étant généralement suffisant.

L'usage des plaques ou des films émulsionnés sur

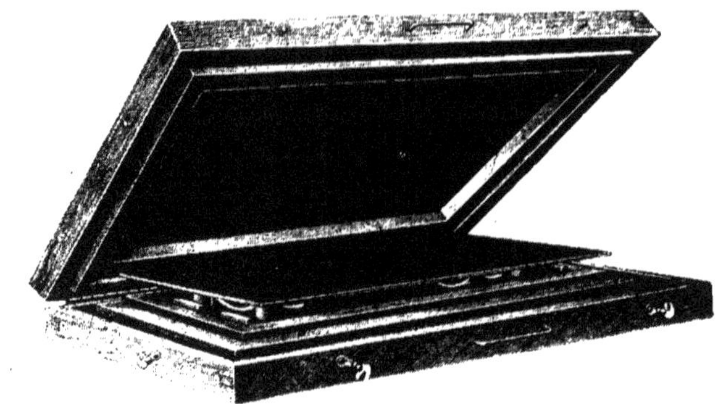

Fig. 22

Châssis en bois pour plaques et films extra-buccaux.

une ou deux faces, n'a pas, à notre avis, une bien grande importance, la qualité du cliché obtenu dépendant surtout de l'habileté de l'opérateur.

L'empaquetage de la plaque ou du film doit être particulièrement soigné. Toutes les manipulations seront faites à la chambre noire, loin des radiations. Un châssis du type de la figure 22 est excessivement pratique, tout en garantissant le cliché contre la lumière extérieure, il assure une rigidité parfaite ; de plus son chargement (avec ou sans écrans renforçateurs) est très rapide.

Les écrans renforçateurs, dont nous dirons quelques mots par la suite (1), rendent de grands services, car ils permettent de réduire considérablement le temps de pose, toutefois ils ne sont pas indispensables.

Il n'est guère possible de donner des indications précises pour la détermination du temps de pose, celui-ci variant suivant les éléments indiqués au chapitre précédent.

L'emploi des « pose-mètres » facilitera la recherche du temps d'exposition, mais on arrivera très vite, avec un peu d'expérience à apprécier le temps nécessaire.

Nous indiquerons pour chaque radiographie, un temps de pose moyen, pour un sujet d'environ 70 kilogs, films émulsionnés sur les deux faces (double émulsion), un écran renforçateur, longueur d'étincelle 75 millimètres, intensité du secondaire 8 M. A.

INSTALLATION DU CABINET

La prise de radiographies extra-buccales ne demande aucune installation spéciale.

Il faut assurer l'immobilité parfaite de la tête du patient ; certains auteurs sont même d'avis de la maintenir à l'aide de bandeaux auxquels sont fixés de petits sacs de sable, d'autres au contraire opèrent dans le fauteuil, en glissant simplement le châssis entre la têtière et la joue du patient (dispositif insuffisant à notre avis).

(1) Voir page 91.

Nous ne voulons point discuter la valeur des différentes techniques, toutes sont bonnes entre les mains d'un opérateur expérimenté, nous en décrirons une

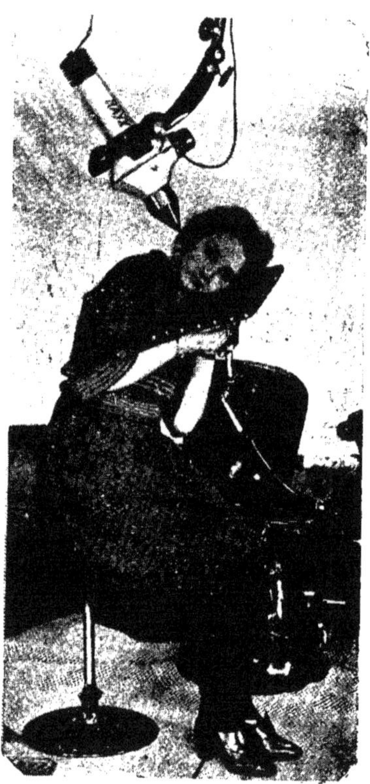

Fig. 23
Installation pour radiographie extra-buccale.

qui nous a toujours donné de bons résultats, son application est facile et n'exige qu'une simple modification de la têtière, comme nous l'indiquons ci-dessous.

On fixe une planchette sur la partie métallique qui

supporte les coussins, préalablement retirés : grâce aux mouvements d'élévation du fauteuil et à la mobilité de la rotule, toutes les positions peuvent être obtenues, tant en hauteur qu'en inclinaison.

Le patient est assis sur le tabouret d'opérateur qui, par les multiples positions qu'on peut lui donner, convient dans tous les cas et pour tous les malades.

Au lieu d'employer ce dispositif, on peut placer devant le fauteuil un pupitre ou une table inclinée, sur lequel le patient appuie sa tête ; c'est d'ailleurs le même principe et si nous avons indiqué le procédé de la figure 23, c'est surtout parce qu'il n'encombre pas le cabinet d'un meuble nouveau.

LA TECHNIQUE DES RADIOGRAPHIES EXTRA-BUCCALES

Il ne faut pas s'appliquer à aller vite, mais à déterminer le plus parfaitement possible la position du tube et du patient qui donnera un cliché avec une déformation minime.

Nous ne nous occuperons pas de la méthode, surtout employée dans les hôpitaux, qui consiste à faire coucher le patient sur la table radiologique. Le praticien qui dispose d'un appareil de radiographie dentaire n'a pas besoin de recourir à ce moyen.

Le châssis contenant la plaque ou le film sera placé sur la table ou la planchette du dispositif que nous venons de décrire. Cette planchette aura une inclinaison telle que la tête du patient soit dans une position stable, afin qu'il puisse conserver l'immobilité absolue pendant la prise du cliché. Le côté de la face à radiographier sera appuyé contre le châssis.

La direction et l'inclinaison du tube seront données en se basant sur l'extrémité de son cône de centrage qui indique le rayon central du faisceau. Il faut bien se garder de retirer ce cône quand on veut faire une radiographie extra-buccale, il est d'une grande utilité pour la mise en position et ne gêne aucunement le passage des rayons X.

Le rayon central doit être à peu près perpendiculaire au film ou à la plaque, il va sans dire qu'il passera par le centre de la région à radiographier, puisque c'est lui qui donnera la partie de l'image la plus nette.

Un point particulièrement important est d'assurer l'immobilité du maxillaire inférieur. On peut, soit faire mordre un bouchon ou tout autre corps de même dimension, se laissant traverser par les rayons de Rœntgen, ou, et c'est le moyen que nous employons généralement, faire fermer normalement la bouche du patient. En aucun cas il ne faudra faire ouvrir la bouche sans avoir stabilisé les maxillaires.

Nous allons examiner, sans entrer dans les raisons de leurs utilisations, les différentes radiographies extra-buccales que l'on peut avoir à faire et indiquer les positions à donner au tube ainsi qu'à la tête du patient.

RADIOGRAPHIE DES MAXILLAIRES

La tête du patient sera placée suivant les indications données au paragraphe précédent. On s'assurera, et c'est la partie la plus délicate de l'opération, que les rayons ne rencontreront pas une partie osseuse, pouvant donner par superposition un cliché illisible. La branche du maxillaire opposé est particulièrement difficile à éliminer, on fera déplacer la tête du patient par petits mouvements jusqu'à ce que l'on soit sûr qu'aucune projection malencontreuse ne viendra masquer la région que l'on veut examiner.

Les figures 24 et 25 montrent une façon relative-

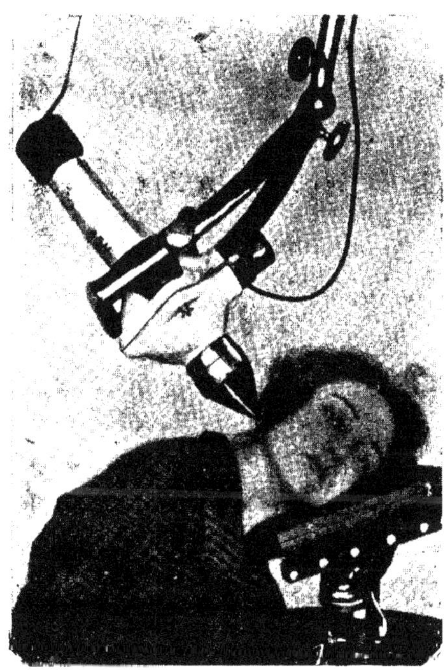

Fig. 24
Radiographie du maxillaire gauche.

ment simple de radiographier les maxillaires du côté gauche. Le maxillaire à radiographier est appliqué contre le châssis, le rayon central est à peu près perpendiculaire au film ; il passe un peu en arrière et audessous de la mastoïde droite.

La figure 25 représente schématiquement la figure 24. On remarquera que le maxillaire gauche sera radiographié sans déformation sensible, tandis que la branche du maxillaire inférieur droit, rejetée sur le bord du cliché ne se projettera pas sur la partie à examiner.

Après avoir trouvé la position exacte, on mesure la distance « anticathode-plaque » afin de déterminer

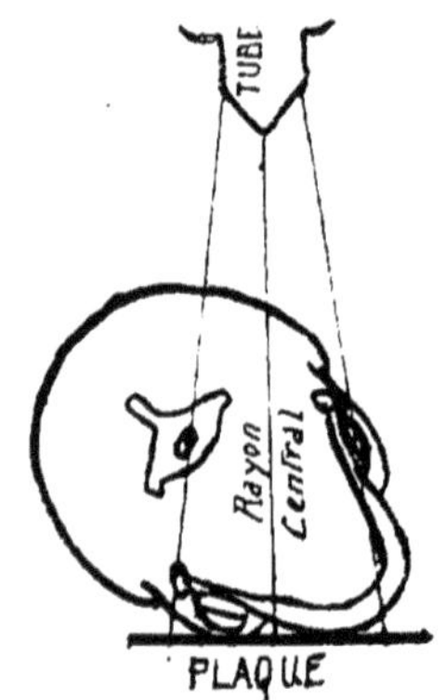

Fig. 25
Projection sur le plan horizontal de la fig. 24 vue de dessous.

le temps de pose, qui est ici d'environ 6 à 7 secondes, en se basant sur les éléments indiqués plus haut.

Ceci fait, on s'assure que le patient ne s'est pas déplacé, que sa mâchoire est normalement fermée ou tout au moins qu'elle est immobilisée et on prend la radiographie.

Dans notre exemple, nous nous sommes occupés du côté gauche, mais on comprendra facilement que la même technique est applicable au côté droit.

RADIOGRAPHIE DES INCISIVES ET CANINES

On a très rarement à radiographier les dents antérieures par plaque extra-buccale, car le film intra buccal ou la méthode dite de Belot (angle de 45°) sont généralement suffisants.

Si l'on veut radiographier ces dents par la technique extra-buccale, on ne rencontre pas de grandes difficultés, le patient se place comme il est indiqué sur la figure 26, le nez bien appuyé contre le châssis. Le rayon central doit être compris dans le plan médian de la face et passer à hauteur des dents à radiographier.

Comme dans le cas précédent, la mâchoire ne doit faire aucun mouvement jusqu'après la prise du cliché.

RADIOGRAPHIE DES SINUS MAXILLAIRES (1)

Même technique que pour les dents antérieures, mais le rayon central doit passer plus haut. Les figures 26 et 27 reproduisent une méthode très simple, car la position exacte du tube n'est pas difficile à déterminer.

La projection des vertèbres cervicales et de l'occipital n'est pas à craindre, leur grand éloignement de la couche sensible ne donnera aucune image pouvant gêner la lecture du cliché. Temps moyen de pose : 12 à 15 secondes.

---

(1) La technique de la radiographie des sinus maxillaires est exposée d'une façon complète dans le volume *La Radiographie en oto-rhino-laryngologie*, de M. Reverchez et Worms. — Travail présenté au Congrès d'Oto-Rhino-Laryngologie de 1923.

Une autre technique consiste à faire passer les rayons par la partie postérieure du crâne comme on

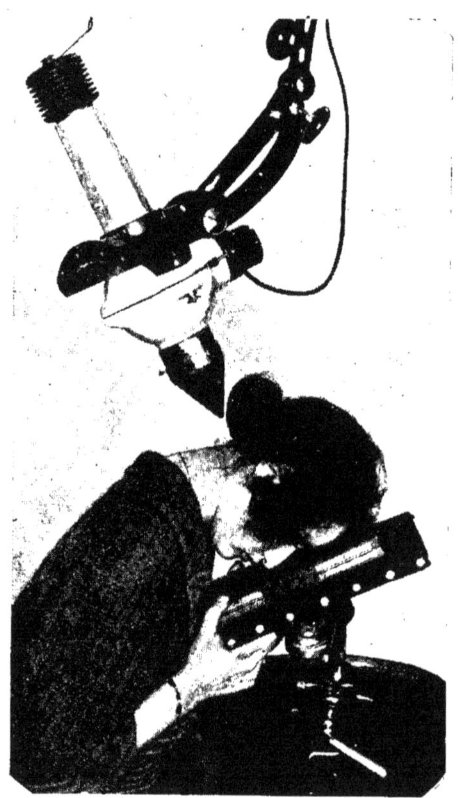

Fig. 26
Radiographie des sinus maxillaires.
(La position pour la Radiographie des incisives est à peu près semblable).

peut le voir figure 28. De cette façon on n'a pas à craindre la projection des vertèbres cervicales. Cette méthode ne présente pas de grands avantages sur la précédente, de plus elle exige une pose beaucoup plus longue. (Temps moyen : 25 à 30 secondes).

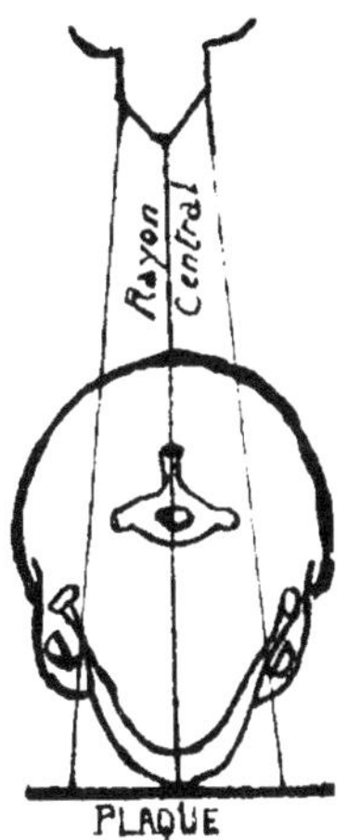

Fig. 27

Schéma de la fig. 26. On remarque que le rayon central se confond avec le plan médian de la face.

RADIOGRAPHIE EXTRA-BUCCALE PAR PETITS FILMS

Cette méthode peu employée consiste à appliquer contre la joue à hauteur de la partie à radiographier, un film ou une plaque de 56 × 76 que l'on fixe à l'aide d'un lien ou mieux d'un élastique faisant le tour de la tête du patient. Celui-ci est assis dans le fauteuil, la tête très inclinée en arrière. Le rayon central arrive par le plancher buccal et tombe perpendiculairement à la bissectrice de l'angle formée par le film et le maxillaire. On obtient ainsi la partie de la mâchoire sur laquelle on a appliqué le film.

Cette technique qui peut paraître séduisante à première vue, est au contraire particulièrement difficile.

Elle n'est guère applicable qu'au maxillaire infé-

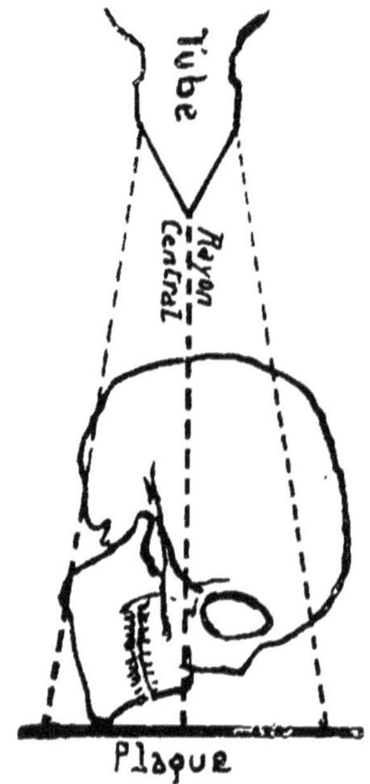

Fig. 28

rieur, surtout pour la recherche des dents de sagesse incluses et donne généralement des images peu nettes.

Nous n'entendons point qu'elle soit inapplicable et nous sommes convaincus qu'avec un peu d'habitude les praticiens lui feront donner de bonnes indications, mais nous n'hésitons pas à dire qu'elle est beaucoup plus difficile que les méthodes précédentes et qu'elle ne fournit pas les bons clichés que l'on obtient sur films ou plaques de grandes dimensions.

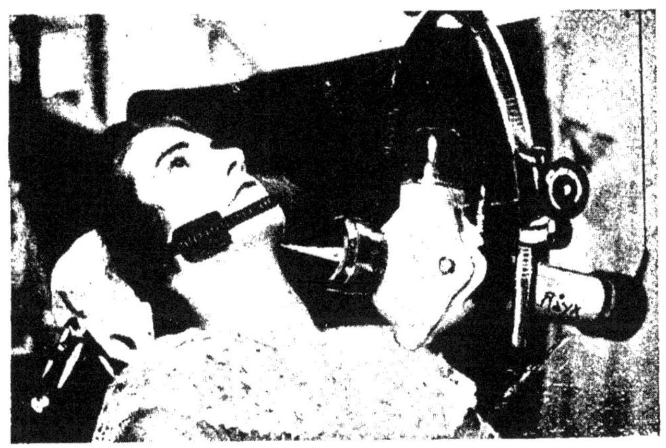

Fig. 29
Radiographie du maxillaire inférieur droit, par petit film.

QUELQUES AUTRES MÉTHODES

Notre intention n'est pas d'étudier ni même de mentionner toutes les méthodes de radiographie extra-buccale.

Nous nous contenterons d'en rappeler une peu employée, croyons-nous. Le film est appliqué contre la région sous-mentonnière et les rayons arrivent à travers le maxillaire inférieur en faisant avec la plaque un angle de 45°. C'est en somme la méthode exposée au chapitre précédent (méthode dite de Belot), mais le film étant placé en dehors de la bouche. Bien entendu, ce procédé ne s'applique qu'aux dents inférieures.

L'orthodontie utilise également la radiographie extra-buccale ; les méthodes sont les mêmes que dans la radiographie dentaire. Tout récemment un auteur américain proposait une méthode d'examen sommaire applicable dans l'orthopédie dento-faciale. Un film est placé contre un côté de la figure, les rayons arrivent perpendiculairement après avoir traversé la face.

LA RADIOGRAPHIE EXTRA-BUCCALE STÉRÉOSCOPIQUE

Cette branche particulièrement difficile de la Radiographie dentaire n'est guère à conseiller à un opérateur non spécialiste.

Elle exige l'emploi d'une installation spéciale, le malade étant généralement couché. Il faut en outre un châssis permettant le changement de film ou de plaque, sans faire déplacer la tête du patient.

La stéréoscopie est surtout utilisée dans les cas de fractures multiples, de localisations de projectiles ou dans l'examen des sinus de la tête.

Son application ne se présente qu'exceptionnellement dans la pratique de l'art dentaire.

L'examen de ces clichés se fait à l'aide d'un stéréoscope de grandes dimensions (Modèles de Caze, de Pigeon, etc...).

Plaque Extra-Buccale

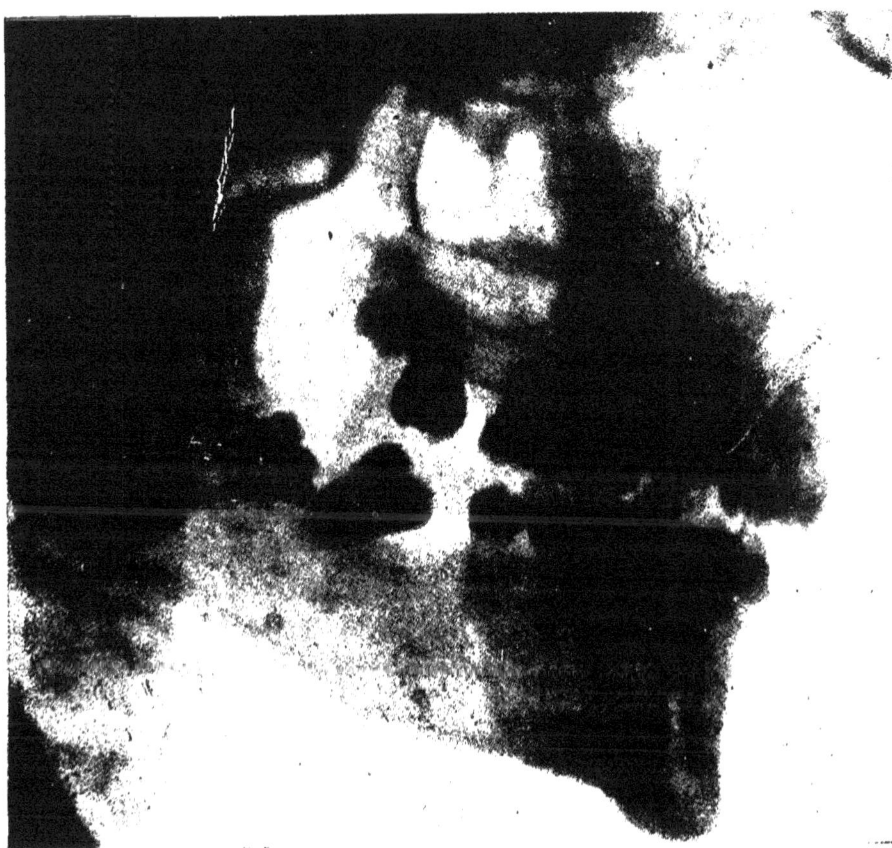

Vérification de l'évolution de la dent de sagesse inférieure chez un patient de 18 ans. — Aucune manifestation pathologique.

Films intra-buccaux

Négatif *Positif*

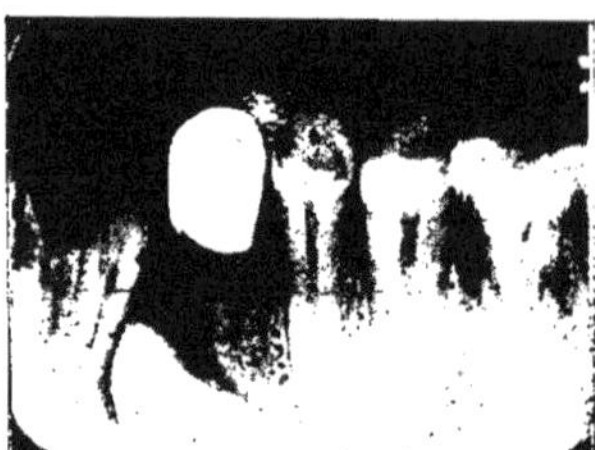

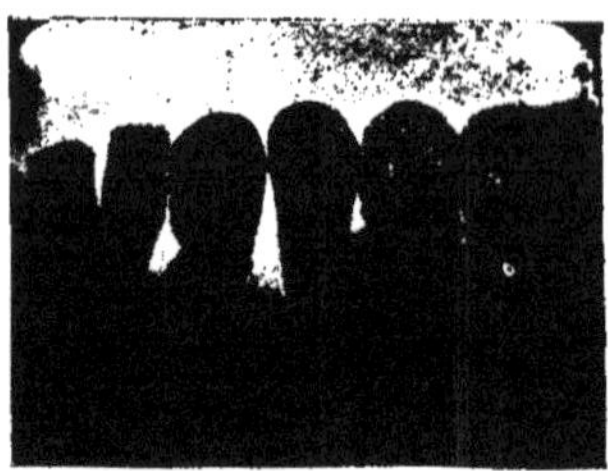

Canine inférieure incluse ; la canine temporaire est couronnée.

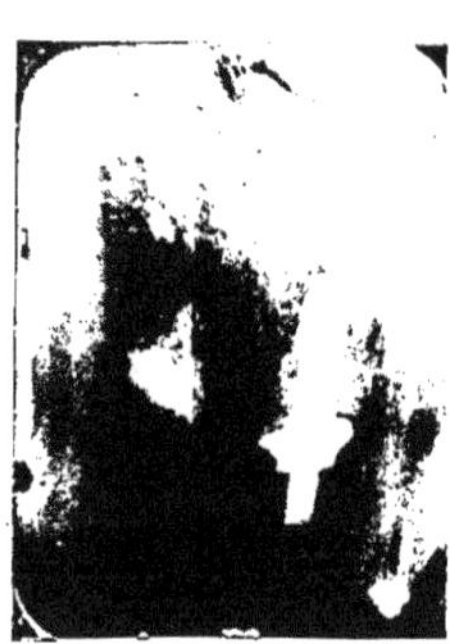

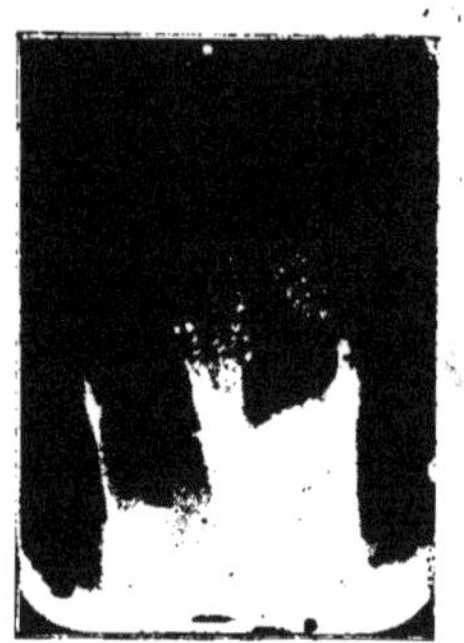

Incisives centrales supérieures. — L'incisive supérieure droite est munie d'une dent à pivot ; la racine de l'incisive gauche subsiste partiellement.

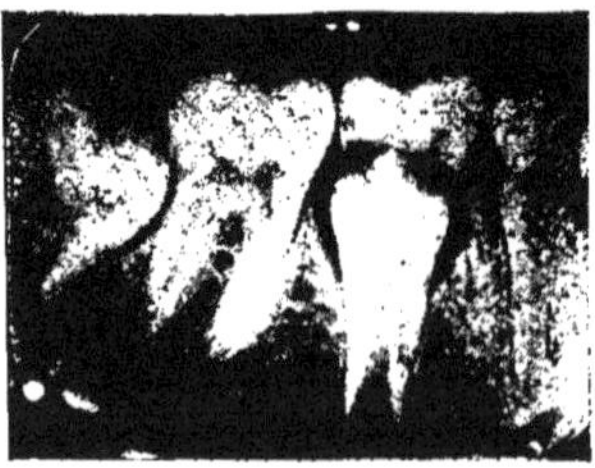

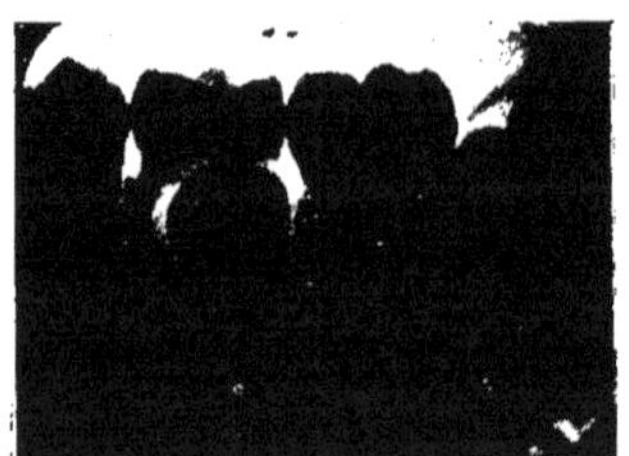

Evolution normale ; la prémolaire permanente est sur le point de faire éruption sous la molaire temporaire. La deuxième molaire permanente va également faire éruption.

Films intra-buccaux

Négatif *Positif*

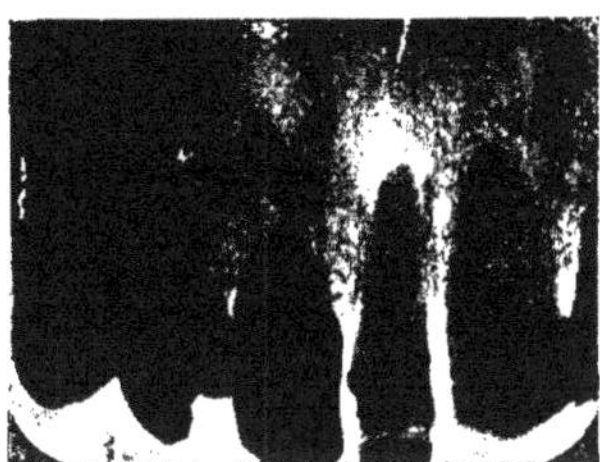

Incisive supérieure latérale avec abcès péri-apical. Incisive centrale pilier de bridge fracturée.

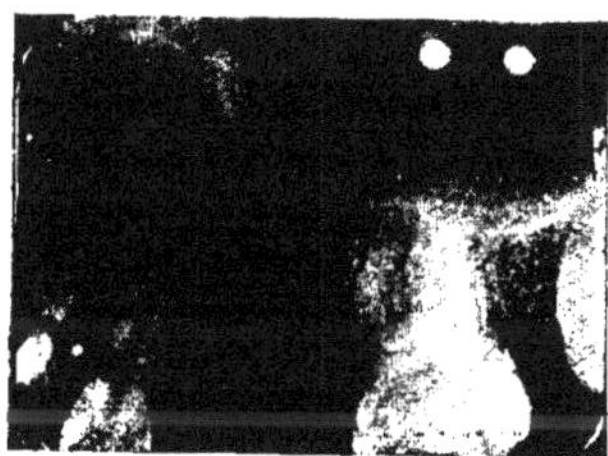

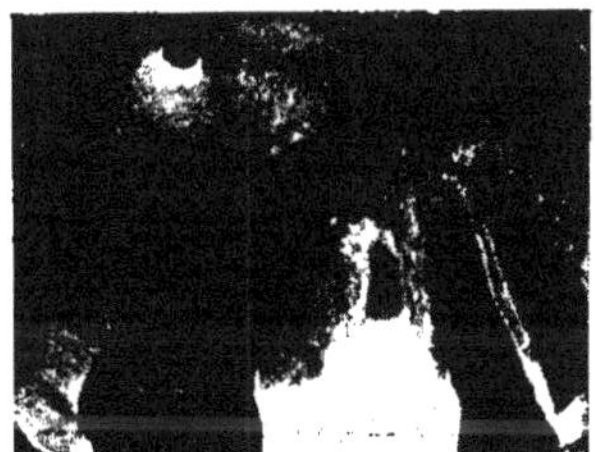

Fragment de racine dans l'alvéole.

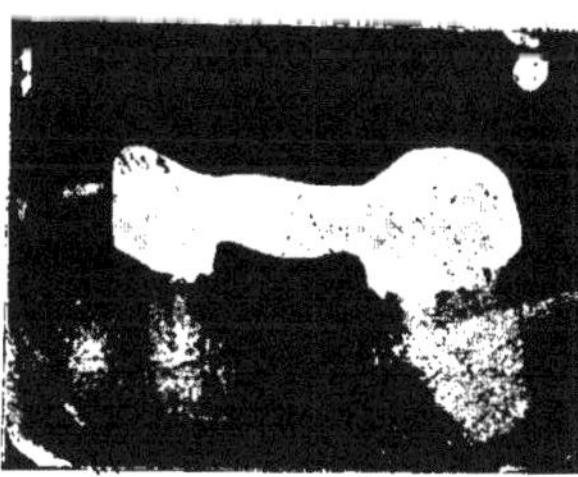

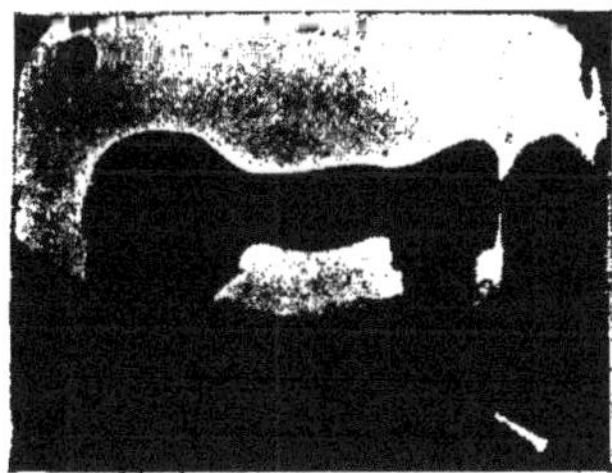

Bridge du bas. Les canaux des dents piliers ne paraissent pas avoir été obturés. Pas de réaction pathologique.

Agrandissements de films intra-buccaux

Négatifs

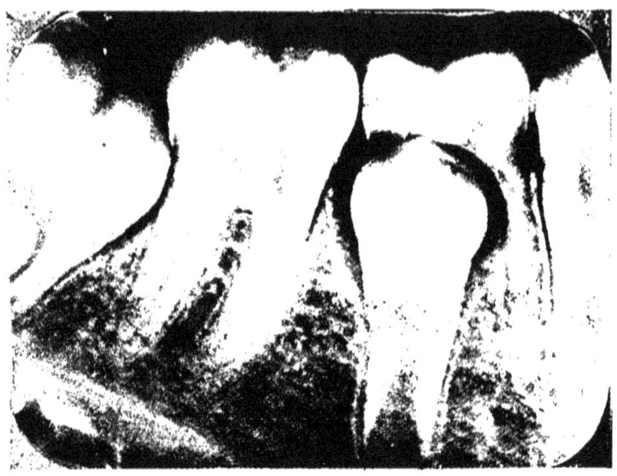

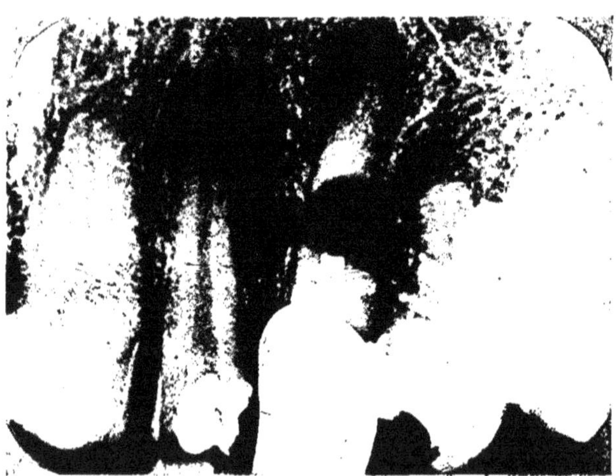

Films des pages précédentes. On remarque que les détails sont beaucoup plus visibles.

CHAPITRE IV

Les manipulations photographiques en radiographie dentaire

Les Plaques, Films et l'Émulsion sensible. — La couche sensible des plaques et des films radiographiques, appelée généralement émulsion, ne diffère pas considérablement de celle des plaques ordinaires. Son corps actif est un sel d'argent (bromure), à un degré de concentration plus fort que dans l'émulsion photographique.

La différence n'est cependant pas très sensible, car on peut obtenir d'excellentes radiographies sur des plaques ordinaires. L'image présente seulement un peu moins de contraste.

La Chimie du développement. — Afin de bien faire comprendre les formules et les manipulations qui vont suivre, il nous paraît utile de rappeler, en quelques lignes, ce qui se passe lors du développement de la plaque ou du film.

Lorsqu'une plaque est soumise à l'action des rayons X, il se produit dans les sels d'argent, qui composent son émulsion, des modifications chimiques encore mal connues. On dit qu'il se forme une image « latente », qui deviendra visible lorsqu'on plongera la plaque dans le révélateur (1).

Le révélateur réduit le bromure d'argent ; c'est-à-dire qu'en se combinant avec lui, il laisse sur la plaque ou le film, l'argent métallique qui reproduit l'image reçue lors de la prise de la radiographie.

Le « réducteur », le plus communément employé en radiographie est le « Métol hydroquinone ». Ce réducteur employé seul ne serait pas assez puissant, car il n'agirait qu'à la surface de l'émulsion, il est nécessaire d'ajouter un autre corps lui permettant de pénétrer et d'atteindre tout le bromure d'argent disséminé dans la gélatine, ce corps est le carbonate de sodium ou un de ces dérivés.

Il faut en outre assurer la conservation du bain, celui-ci a une grande affinité pour l'oxygène et au contact de l'air ne tarderait pas à perdre ses propriétés ; le sulfite de sodium lui assure une conservation relative sans nuire à son action sur l'émulsion sensible.

Enfin on ajoute une petite quantité de bromure de potassium afin de modérer l'action du révélateur qui agissant trop rapidement, pourrait produire un voile sur le cliché.

Le révélateur ou développateur se compose donc de :

un réducteur..........	le métol hydroquinone
un accélérateur	le carbonate de sodium
un conservateur	le sulfite de sodium
un ralentisseur	le bromure de potassium

(1) De nombreuses théories ont été proposées pour expliquer la formation de l' « image latente », parmi les plus importantes, on peut citer celles de : Carey Léa, Guntz, Eder, Homolkia, etc...

En réalité les réactions chimiques sont beaucoup plus compliquées que nous venons de l'exposer, mais nous n'avions ici qu'à les retracer dans leurs grandes lignes, renvoyant le lecteur aux ouvrages spéciaux pour plus de détails.

Fixage. — Le développement terminé, on lave l'image et on enlève le bromure non utilisé à l'aide d'un bain de fixage dont l'agent principal est l'hyposulfite de sodium. Ce corps a la propriété de former avec le bromure d'argent non impressionné, un composé soluble qui est finalement entraîné par les eaux de lavage.

Les différentes méthodes de développement. — Deux méthodes (1) sont surtout employées en radiographie dentaire : le développement en chambre noire, où l'on opère comme pour une photographie ordinaire et le développement automatique recommandé par la plupart des fabricants de films.

Nous ne discuterons point les deux méthodes qui peuvent donner l'une et l'autre d'excellents résultats, la seconde est cependant préférable pour les débutants en manipulations photographiques.

---

(1) Il existe une autre méthode dite des « Coefficients ». Elle consiste à compter le nombre de secondes qui s'écoulent entre le moment où le film est placé dans le révélateur et celui où l'image commence à apparaître. Ce nombre est multiplié par un coefficient et le produit donne la durée du développement. Cette technique n'est généralement pas employée.

LE DÉVELOPPEMENT EN CHAMBRE NOIRE

Cette méthode est tout indiquée si l'on dispose d'un laboratoire photographique.

L'éclairage sera parfaitement inactinique, le développement se fera à la lumière rouge foncé, le fixage pourra se faire à la lumière jaune ou rouge clair.

Il est extrêmement important d'employer un éclairage rouge foncé tant que le fixage des clichés n'est pas

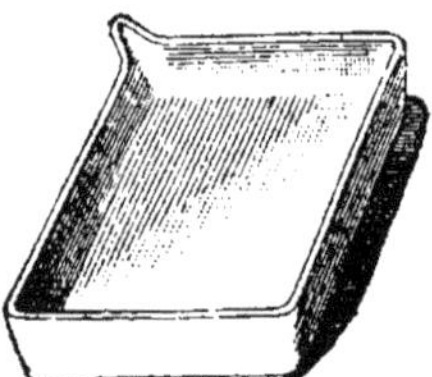

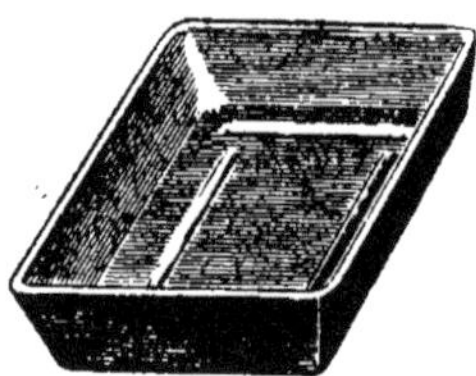

Fig. 31
Cuvettes pour le développement des plaques.

commencé, une lumière trop claire produit un léger voile qui, sans être toujours appréciable, détruit les fins détails de l'image.

Quatre cuvettes sont nécessaires pour le développement : une pour le révélateur, une pour le fixage et deux pour l'eau : à la rigueur trois peuvent suffire, mais il est préférable de ne pas laver dans la même eau les clichés sortant du révélateur et ceux dont le fixage est terminé.

Avant de placer le film ou la plaque dans le révélateur, il est nécessaire de s'assurer de la température du bain (1).

(1) Un thermomètre à graduations très visibles dans l'obscurité vient d'être créé par un fabricant de produits radiographiques.

Nous savons parfaitement que bon nombre de photographes professionnels n'attribuent aucune importance à ce facteur, mais il ne faut pas oublier que la qualité du négatif importe peu au photographe qui a toujours recours à la retouche, ressource sur laquelle on ne peut compter en radiographie.

La température du révélateur devra être voisine de

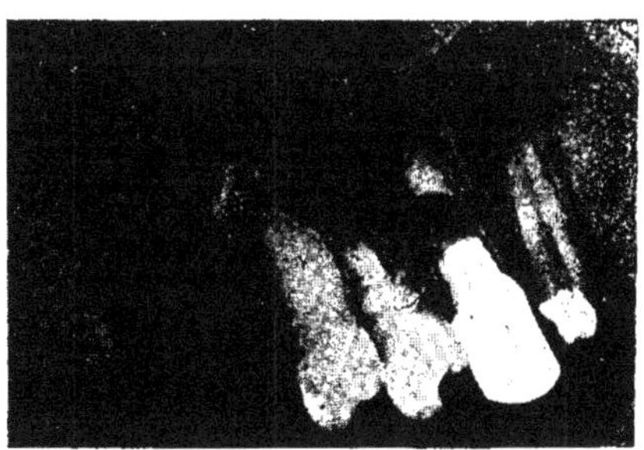

Fig. 32
Film correctement développé.

18° C., elle ne sera jamais inférieure à 12° C. car au-dessous, l'hydroquinone n'a pratiquement aucune action sur le bromure d'argent.

Le film débarrassé du papier qui l'enveloppe est fixé après une pince et plongé dans le révélateur.

Certains opérateurs le passent au préalable dans l'eau, cette précaution n'est pas absolument nécessaire.

On surveille l'apparition de l'image en sortant le film de temps en temps et en l'examinant à la lumière rouge. Ces examens doivent être aussi peu nombreux que possible et très courts.

La partie la plus difficile du développement consiste

à déterminer le moment où le cliché est assez révélé, la pratique seule guidera l'opérateur, aussi le débutant aura-t-il avantage à employer simultanément la méthode visuelle et la méthode automatique.

L'opacité du film à la lumière rouge et l'apparition de quelques noirs du côté non émulsionné, sont généralement les indices d'un développement suffisant.

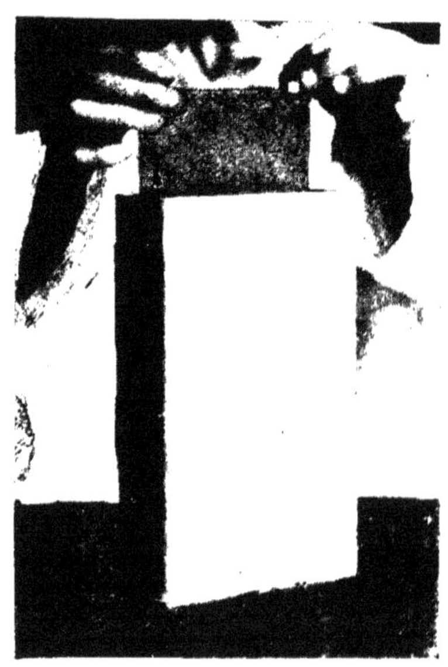

Fig. 33
Développement en cuve verticale d'un film 13-18.

Le film retiré du révélateur est lavé sommairement puis plongé dans le bain de fixage.

Il faudra remuer constamment la cuvette contenant ce bain, afin que le fixage se fasse d'une façon uniforme et complète. On peut retirer le cliché 5 minutes après la disparition de toute trace laiteuse sur la face non émulsionnée.

Le fixage terminé, le film ou la plaque seront lavés à l'eau courante ou à l'eau fréquemment renouvelée, durant une heure au moins.

LE DÉVELOPPEMENT AUTOMATIQUE

Cette méthode convient particulièrement aux débutants, c'est aussi le procédé de choix, ne demandant qu'une installation restreinte, parfois même une simple boîte ne tenant pas plus de place qu'un petit meuble aseptique.

La composition et la vitesse d'action du révélateur

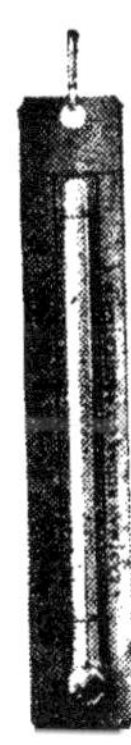

Fig. 34
Thermomètre pour la vérification de la température des bains photographiques.

étant connue, il est évident que pour un temps de pose donné avec une certaine émulsion, on pourra calculer le temps exigé pour le développement. Tel est le principe du développement automatique.

Pour obtenir de bons résultats, il est indispensable de connaître exactement la température des bains que l'on emploie, la durée du développement variant avec elle.

On pourra opérer en chambre noire, comme il est indiqué plus haut, mais au lieu de se baser sur l'apparition de l'image, on se contentera d'attendre que le nombre de minutes soit écoulé pour changer le film de bain.

Le tableau ci-dessous donne les temps de développement avec le bain dont nous indiquons plus loin la formule :

Température des bains	*Durée du développement*
15°	7 minutes
16°	6 — 30 secondes
17°	6 —
18° (normale)	5 —
19°	4 — 30 secondes
20°	4 —
21°	3 — 30 secondes

Le développement terminé, le cliché est plongé dans l'eau durant une minute environ, afin de le débarrasser du révélateur, puis mis dans le bain de fixage pendant 10 à 15 minutes. Il est ensuite lavé comme nous l'avons indiqué précédemment.

Si l'on emploie les bains tout préparés, il faudra se conformer aux indications données par le fabricant dans le mode d'emploi.

Un grand nombre de ces produits étant d'origine anglaise ou américaine, les températures sont indiquées en degrés Fahrenheit, nous croyons utile de rappeler une règle fort simple permettant de ramener ces degrés en degrés centigrades (1).

---

(1) Si nous appelons F le nombre de degrés Fahrenheit et C le nombre de degrés centigrades, nous aurons :

$$C = \frac{(F.-32) \times 5}{9}$$

et inversement :

$$F = \frac{C \times 9}{5} + 32$$

Prenons un exemple. Soit à convertir 64°4 F. en centigrades, nous aurons :

$$C = \frac{(64.4 - 32) \times 5}{9} = 18^{o}$$

et en inversant le problème :

$$F = \frac{18 \times 9}{5} + 32 = 64.4$$

Afin d'éviter les calculs nous donnons ci-dessous une table de comparaison des graduations Centigrade, Fahrenheit et Réaumur pour les températures les plus communes en photographie.

Centigrade	Fahrenheit	Reaumur	Centigrade	Fahrenheit	Reaumur
0	32	0	21	69,8	16,8
1	33,8	0,8	22	71,6	17,6
2	35,6	1,6	23	73,4	18,4
3	37,4	2,4	24	75,2	19,2
4	39,2	3,2	25	77,0	20,0
5	41,0	4,0	26	78,8	20,8
6	42,8	4,8	27	80,6	21,6
7	44,6	5,6	28	82,4	22,4
8	46,4	6,4	29	84,2	23,2
9	48,2	7,2	30	86,0	24,0
10	50,2	8,0	31	87,8	24,8
11	51,8	8,8	32	89,6	25,6
12	53,6	9,6	33	91,4	26,4
13	55,4	10,4	34	93,2	27,2
14	57,2	11,2	35	95,0	28,0
15	59,0	12,0	36	96,8	28,8
16	60,8	12,8	37	98,6	29,6
17	62,2	13,6	38	100,4	30,4
18	64,4	14,4	39	102,2	31,2
19	66,2	15,2	40	104,0	32,0
20	68,0	16,0			

Les boîtes pour développement automatique. — Ces boîtes qui sont de véritables chambres noires portatives rendent de grands services lorsqu'on ne dispose pas de laboratoire photographique.

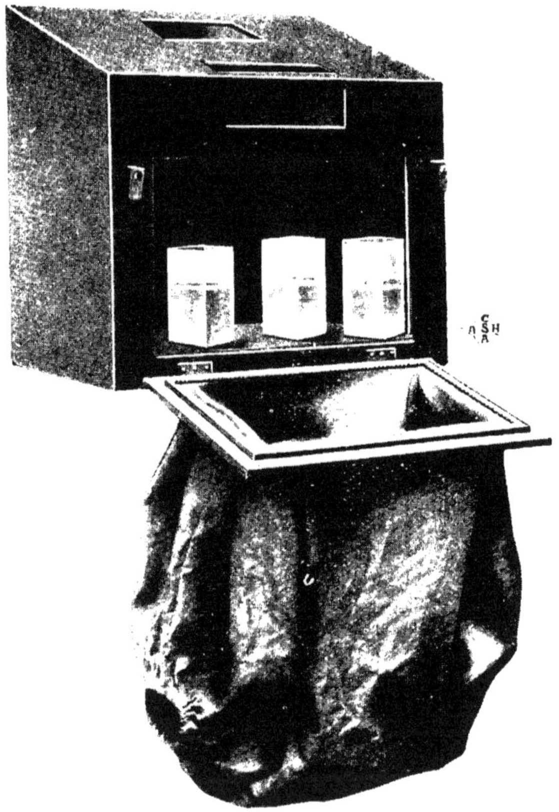

Fig. 35

Boîte pour développement automatique. Un dispositif, illustré par la figure suivante, assure un éclairage inactinique et permet de suivre le développement.

La boîte à développement se place dans le cabinet, sur une table et permet, avec les petits films, un développement aussi facile qu'en chambre noire.

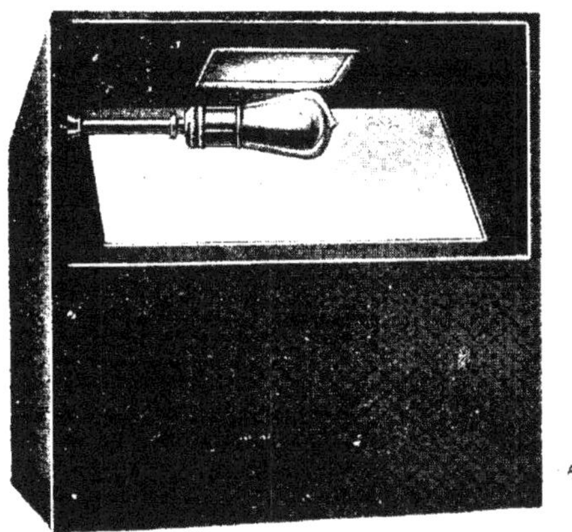

Fig. 36
Dispositif d'éclairage de la boîte à développer. On peut indifféremment employer la lumière du jour ou l'éclairage électrique. Un verre dépoli placé à la partie supérieure de la boîte permet l'examen des films.

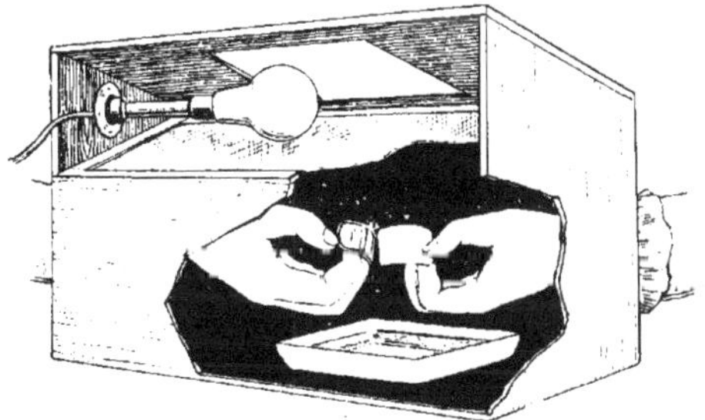

Fig. 37
Coupe d'une boîte à développement portative.

L'illustration ci-dessus montre un modèle de boîte étudiée spécialement pour le développement des films dentaires.

De plus elle permet le développement surveillé grâce à un verre rouge inactinique, par lequel on voit à l'intérieur.

L'éclairage est assuré soit par une lampe, soit par la lumière du jour, enfin un verre dépoli blanc permet l'examen des films.

Les trois cuvettes sont placées à l'intérieur, avec les pinces et les clichés à développer.

La porte étant fermée, on passe les mains par les manches et l'on opère le développement comme à l'ordinaire.

Le schéma (fig. 37), montre une coupe de la boîte, alors que l'opérateur est en train de sortir le film de son emballage.

Le séchage. — Le lavage du film ou de la plaque étant terminé, on fait sécher le cliché, soit en em-

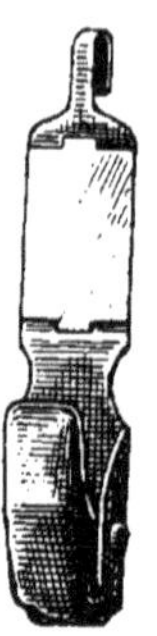

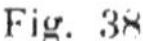

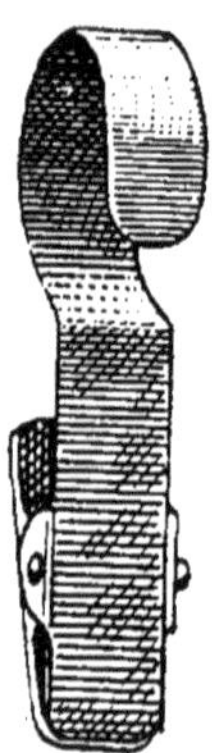

Fig. 38 Fig. 39

Pinces convenant à la fois au développement et au séchage des films. Une petite plaquette de celluloïd permet l'inscription du numéro d'ordre de la radiographie.

ployant un séchoir pour les plaques, soit en le suspendant avec une pince si on utilise les films.

Il ne faut pas chercher à accélérer le séchage en plaçant le cliché près du feu, on détruirait l'émulsion : l'emploi d'un ventilateur n'est guère à conseiller, car l'air projette des grains de poussière à la surface du film.

Le séchage à l'alcool consiste à plonger la plaque dans l'alcool pendant quelques instants. L'eau de la gélatine est en grande partie remplacée par l'alcool qui

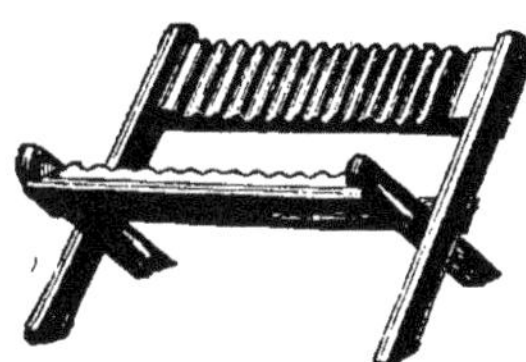

Fig. 40
Séchoir pour plaques.

s'évapore très rapidement lorsque la plaque est à l'air.

Ce genre de séchage ne peut s'employer qu'avec les plaques, jamais avec des films, de plus il faut être sûr qu'il ne reste aucune trace d'hyposulfite (1), l'alcool formant avec lui un composé insoluble.

Nous ne saurions trop insister pour déconseiller tous

---

(1) Voici un procédé fort simple pour s'assurer que tout l'hyposulfite est éliminé.

Verser dans l'eau de lavage quelques gouttes de la solution suivante :

Eau	1000 cc.
Permanganate de potassium	1 gr.
Carbonate de potassium	1 gr.

Si la couleur violette persiste, le lavage est terminé, si au contraire elle disparaît, il reste encore une certaine quantité d'hyposulfite.

ces procédés et encourager l'opérateur à ne recourir qu'au séchage ordinaire, le seul qui donne des clichés sans défauts.

Ce n'est qu'après le séchage qu'on examine le cliché pour faire le diagnostic, la manipulation d'un cliché humide ayant pour résultat certain la détérioration de sa couche sensible.

LES BAINS

La préparation correcte des bains est d'une importance capitale en radiographie. Les plaques ou films que l'on trouve dans le commerce sont généralement accompagnés d'une notice portant les indications relatives à leur développement. Il sera bon de s'y conformer.

Révélateur. — A titre d'exemple, nous donnons une formule de révélateur pour les films dentaires :

Métol	2 gr. 5
Sulfite de sodium anhydre............	100 gr.
Hydroquinone........................	10 gr.
Carbonate de sodium	50 gr.
Bromure de potassium...............	2 gr.
Eau.................................	1.000 C. C.

La préparation du révélateur exige certaines précautions qu'il est indispensable d'observer.

On pèse d'abord séparément chacun des composants que l'on place sur des petits cartons.

On ajoute au Métol et à l'Hydroquinone une certaine quantité de sulfite de sodium, car ces deux corps s'altèreraient rapidement au moment de leur dissolution.

On fait ensuite dissoudre séparément chacun des produits préparés dans un peu d'eau tiède.

On mélange les solutions obtenues et on ajoute la quantité d'eau que l'on n'a pas encore employée.

Il est bien entendu que le révélateur devra être conservé dans des flacons soigneusement bouchés.

Fixage. — La préparation du bain de fixage demande moins de précautions que celle du révélateur, on fera bien cependant d'observer les dose indiquées.

La solution d'hyposulfite de sodium pur n'est pas à recommander et nous conseillons plutôt le fixage acide qui donne de meilleurs résultats et se conserve plus longtemps :

Hyposulfite de sodium.	300 gr.
Solution de bisulfite de sodium à 35 B....	50 cc.
Eau..................................	1.000 cc.

Dissoudre en commençant par l'hyposulfite.

Bain de fixage par temps chaud. — Par temps chaud, si l'on craint le décollement de la gélatine, on pourra utiliser la formule ci-dessous qui présente en outre l'avantage d'accélérer le séchage du cliché :

Hyposulfite de sodium.	250 gr.
Solution de bisulfite de sodium à 35 B....	50 gr.
Alun de chrome........................	5 gr.
Eau................. Q. S. pour.....	1.000 gr.

Dissoudre séparément l'alun de chrome, y ajouter le bisulfite de sodium, puis verser ce mélange dans la solution d'hyposulfite en ayant soin de remuer avec un agitateur en verre.

Les formules de développement et de fixage varient à l'infini et on en trouvera un grand nombre sur tous les traités de photographie, mais nous croyons utile de rappeler que le mieux est encore de se conformer aux indications données sur la notice explicative fournie avec les plaques.

Les fabricants de produits photographiques ont mis en vente des produits tout préparés qu'il suffit de faire dissoudre dans l'eau pour obtenir en quelques instants le bain désiré. Leur emploi est un peu plus onéreux que celui des bains préparés par l'opérateur, mais on évite ainsi une grande perte de temps et pas mal d'insuccès.

Il sera bon toutefois d'employer le produit préparé pour les plaques ou films que l'on utilise et d'utiliser toujours la même marque de préparation.

En résumé, si l'on est pressé, on aura avantage à employer les produits tout préparés, mais si l'on dispose de quelques loisirs, il sera beaucoup plus intéressant de préparer soi-même les bains dont on aura besoin. On acquérera ainsi une grande pratique des manipulations de chimie photographique.

ACCESSOIRES DE DÉVELOPPEMENT

Le développement des plaques sensibles n'offre aucune difficulté, on utilisera les cuvettes en verre ou en terre émaillée comme pour les photographies ordinaires.

Les films intra-buccaux nécessitent l'emploi de pinces. Les figures 41, 42, 43 et 44 en illustrent quelques modèles.

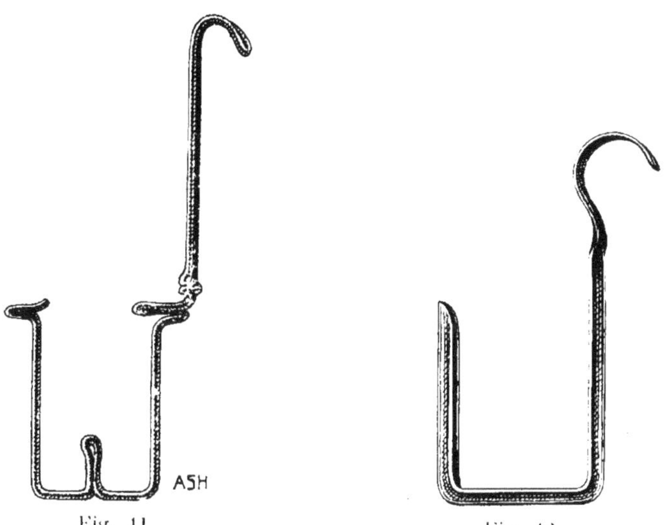

Fig. 41 Fig. 42

Pinces à développement pour petits films intra-buccaux.

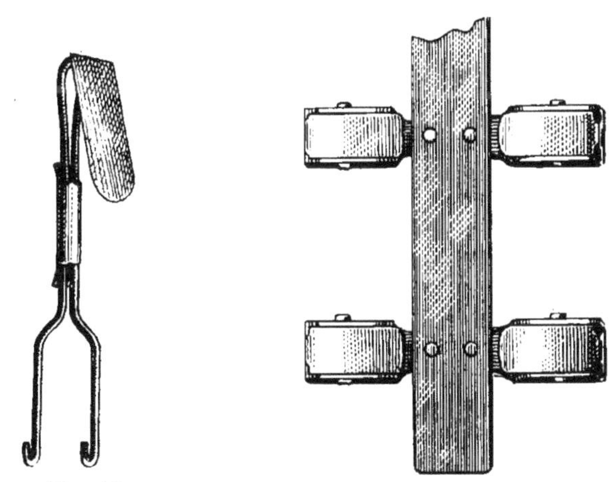

Fig. 43 Fig. 44

Pinces à développement pour films radiographiques de petites dimensions.

Les grands films à double émulsion dont l'emploi se généralise dans la radiographie extra-buccale, sont les plus délicats à développer.

Leur fragilité ne permet pas l'emploi des cuvettes ordinaires, car l'émulsion venant en contact avec le fond, risquerait de se rayer (1).

Le développement en cuves verticales semble le seul qui puisse leur convenir.

Ces films seront manipulés avec la plus grande attention et ne devront jamais être pris directement avec les doigts.

On aura intérêt à marquer les cuves afin de les utiliser toujours pour le même bain.

LES INSUCCÈS

Ils seront peu nombreux si l'on a procédé correctement en radiographie, les éléments étant constants, il est relativement facile d'obtenir un bon cliché... au point de vue photographique bien entendu.

La plupart des insuccès peuvent être attribués à un mauvais développement, révélateur trop chaud ou trop froid, temps incorrect, vieux bains ; d'autre part, beaucoup d'opérateurs ont tendance à faire des radiographies trop posées.

Quoi qu'il en soit, il ne faut guère compter améliorer une radiographie manquée.

Les clichés manquant de pose, peuvent être renforcés à l'aide du bain dont nous donnons la formule ci-dessous, il est bien entendu que le renforçateur ne fera pas apparaître sur l'image les détails qui n'y sont pas, mais il rendra le cliché plus opaque.

---

(1) Voir fig. 33.

La plaque ou le film étant débarrassés de toute trace d'hyposulfite on les plonge dans le bain suivant :

Eau	500 cc.
Bichlorure de mercure	6 gr.
Bromure de potassium	6 gr.

Après blanchîment de l'image, on lave le cliché pendant quelques minutes à l'eau courante, puis on le plonge jusqu'à ce qu'il ait atteint l'intensité désirée, dans la solution ci-dessous :

Eau	500 cc.
Sulfite de soude anhydre..............	65 gr.

Cette dernière solution ne se conserve pas, on ne la préparera qu'au moment de l'emploi.

Pour un cliché trop posé, c'est-à-dire trop dense, on emploiera un affaiblisseur qui en dissolvant l'argent métallique, le ramènera à l'intensité correcte.

Voici la formule généralement employée en radiographie.

On prépare deux solutions :

1°	Eau	500 cc.
	Hyposulfite de sodium	30 gr.
2°	Eau	500 cc.
	Ferricyanure de potassium............	1 gr.

que l'on mélange au moment de l'emploi et dans lesquelles on plonge le cliché jusqu'à ce que l'affaiblissement désiré soit atteint.

Laver ensuite comme après le fixage.

Ces différents bains se trouvent tout préparés dans le commerce.

Renforcement et affaiblissement, sont les seules opérations auxquelles peuvent être soumises les radiographies dentaires, la retouche du négatif ne sera jamais tentée.

LES POSITIFS

Le tirage des radiographies dentaires sur positifs est une opération qui sort presque du cadre de notre travail.

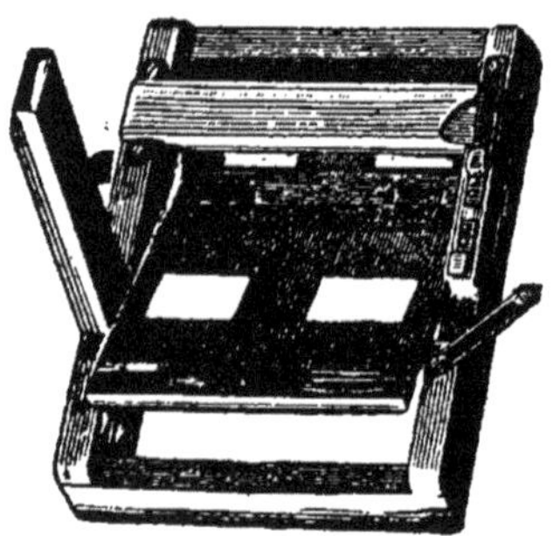

Fig. 45
Châssis-presse pour le tirage des positifs.

En effet, qu'il s'agisse de photographies ou de radiographies, les manipulations sont exactement les mêmes.

Papiers. — Le papier qui convient le mieux est le papier au bromure d'argent brillant ou semi-brillant, donnant de forts contrastes. On n'emploiera jamais les papiers de luxe (gros grain, étoffe, etc...), qui suppriment les détails. Le tirage sur papier par noircissement direct n'est pas à conseiller. On trouve actuellement des papiers spéciaux pour clichés radiographiques qui conviennent particulièrement pour les travaux dont nous nous occupons.

Tout le monde connaît le tirage des positifs par contact, aussi nous n'avons garde de le décrire.

Le développement des papiers est semblable à celui des plaques, bien entendu la méthode automatique ne peut être employée.

On fixera au bain acide indiqué plus haut, pendant 10 à 15 minutes. Lavage une heure au moins.

Agrandissements. — Certains auteurs sont partisans d'examiner les films intra-buccaux sur positifs

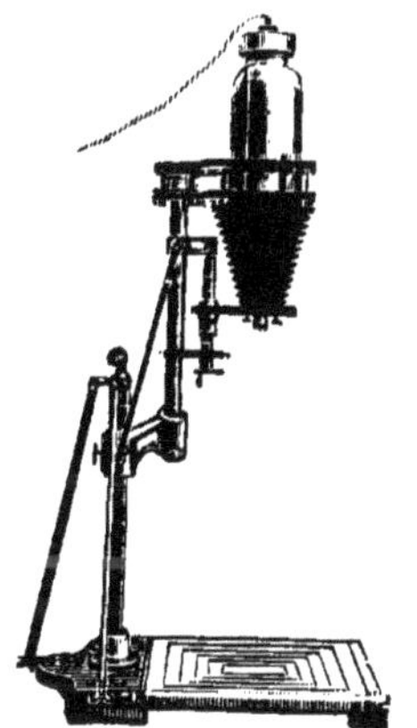

Fig. 46
Agrandisseur « Noxa ».

agrandis. Cette méthode n'est applicable qu'aux films très nets, car l'agrandissement diminue toujours la netteté des détails.

Il existe de nombreux modèles d'agrandisseurs, la figure ci-dessus en présente un qui convient spécialement pour les radiographies dentaires.

Il sera bon de ne pas dépasser la dimension de 6×9

pour agrandir les petits films intra-buccaux. On emploiera toujours le papier brillant ou semi-brillant à forts contrastes.

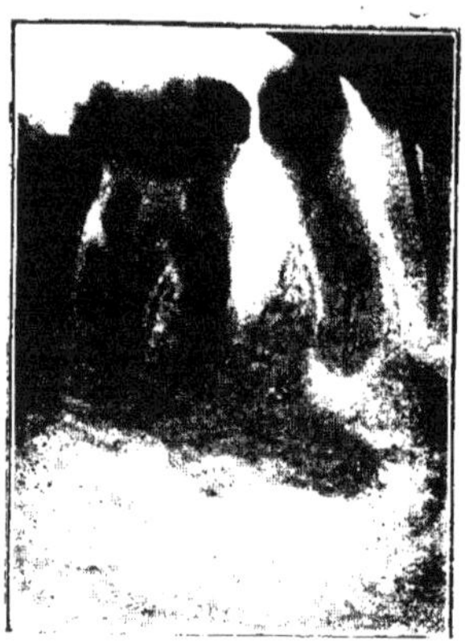

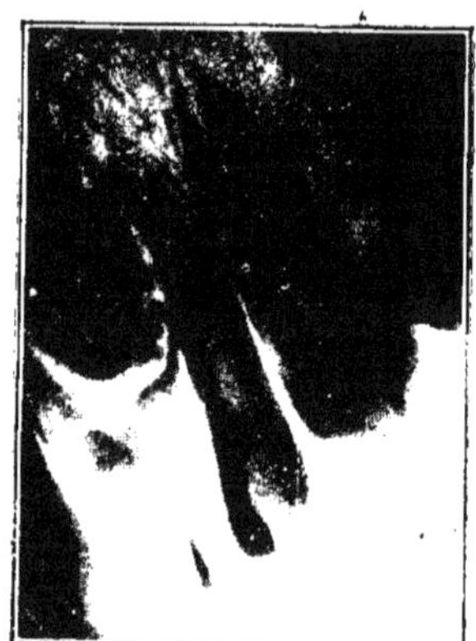

Fig. 47 Fig. 48
Agrandissements de films intra-buccaux.

Les plaques pour projections. — Dans certains cas, il peut être intéressant de faire des positifs sur verre pour projeter soit au cours d'une conférence ou de toute autre communication.

Pour les films intra-buccaux, il suffira de placer le film négatif entre deux plaques de verre de la dimension du châssis de la lanterne que l'on emploiera. Lorsqu'il s'agit de radiographies de grande dimension on les réduit. A cet effet on peut employer un appareil spécial fonctionnant comme les lanternes d'agrandissement ou ce qui est beaucoup plus simple, se servir d'un simple appareil photographique.

La radiographie à réduire est placée entre deux plaques de verre si c'est un film devant une fenêtre, ou une source de lumière diffusée. Avec l'appareil photographique on en prend une photographie que l'on tirera ensuite par contact sur le verre destiné à la projection.

Les plaques ordinaires ne conviennent pas pour faire des positifs. Il en existe de spéciales, plus lentes, qui donnent d'excellents résultats. Elles se manipulent tout comme le papier et conviennent aussi bien pour le tirage par contact que pour l'agrandissement.

Le tirage en négatif. — Les positifs présentent en radiographie un inconvénient, les teintes sont inversées, c'est-à-dire que les parties blanches du cliché seront noires sur le positif et inversement. Ceci n'a pas une très grande importance pour les praticiens habitués à l'interprétation des radiographies, mais pour les démonstrations, on peut préférer présenter des négatifs sur papier.

Le procédé est des plus simple. Le film développé et séché, on en tirera par contact, un positif sur un autre film, celui-ci sera traité comme le premier et une fois terminé, servira au tirage des épreuves sur papier ou plaques positives.

On comprend aisément que ce second cliché étant positif, reproduira par tirage, l'inverse de ses tonalités, c'est-à-dire le cliché négatif.

TECHNIQUE ILLUSTRÉE DU TIRAGE D'UN AGRANDISSEMENT EN NÉGATIF

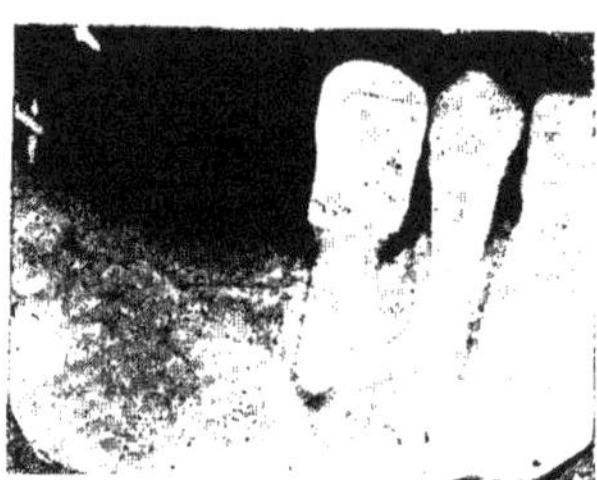

Fig. 49
Film radiographique négatif.

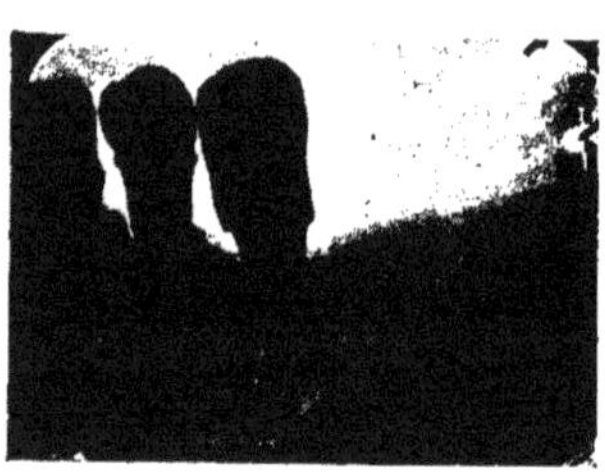

Fig. 50
Film positif obtenu par contact sur une autre pellicule.

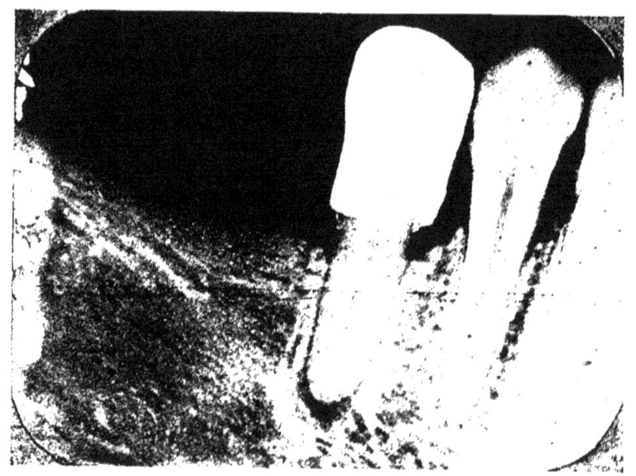

Fig. 51
Agrandissement négatif sur papier obtenu à l'aide du film positif de la fig. 50.

CHAPITRE V

L'appareillage accessoire en radiographie dentaire

Les dangers de la Radiographie. — L'opérateur radiographe est exposé à deux sortes de dangers : l'électrocution et l'action nocive des radiations sur les tissus.

Les dangers d'électrocution ont augmenté le jour où s'est répandu l'emploi des transformateurs à circuit magnétique fermé ; la bobine d'induction tout en causant une secousse sévère ne faisait que rarement courir des risques mortels ; il n'en est pas de même des transformateurs à courants sinuosidaux qui peuvent fournir des intensités capables d'occasionner la mort.

Les constructeurs d'appareils dentaires se sont appliqués à éliminer tout danger dans l'emploi de leur matériel et on peut dire qu'aujourd'hui l'opérateur et le patient ne courent pour ainsi dire aucun risque.

Le tube Coolidge dentaire n'a qu'un seul pôle dangereux, pôle qui en raison du décalage des électrodes, est toujours très éloigné du patient, quelle que soit sa position.

Le fil de haute tension est supporté par des antennes en verre ou en ébonite qui assurent un isolement parfait ; sa disposition est telle qu'on ne peut le toucher accidentellement (1).

Tous les praticiens connaissent les accidents occasionnés par l'action prolongée des rayons X sur les tissus.

De multiples moyens de protection ont été employés : écrans de plomb, murs en briques barytées, gants, lunettes, tabliers, casques en composition arrêtant le passage des radiations.

Ces précautions ne sont pas utiles en radiographie dentaire, à condition d'employer un appareil dont le tube est protégé par une cupule en verre ou plomb ou en composition anti-X (généralement baryte). Ces enveloppes arrêtent totalement les radiations secondaires et ne laissent passer les rayons que par l'ouverture spéciale pratiquée à cet effet.

Un point particulièrement important pour l'opérateur, c'est de ne jamais exposer ses mains au rayonnement ; le film sera toujours maintenu par le patient à qui les quelques secondes d'exposition ne peuvent causer aucun accident.

Le praticien qui n'observerait pas strictement cette précaution, s'exposerait d'une façon certaine à tous les accidents de la radiodermite.

Lors de l'achat d'un appareil, il sera bon de vérifier l'opacité de la cupule du tube. Pour cela on placera contre cette cupule, assez loin du localisateur, un petit film et l'on fera fonctionner l'appareil pendant quelques instants.

---

(1) En cas d'accident, couper immédiatement le courant : si la personne atteinte tombe en syncope, on tiendra la même conduite que dans les cas d'électrocution (respiration artificielle), etc.

Si au développement, le film n'accuse aucune trace d'impression, la cupule est suffisamment opaque, dans le cas contraire, elle devra être rejetée.

Mesure des Rayons X. — Différents appareils ont été imaginés pour mesurer l'intensité et la pénétration des rayons X. Le plus connu en France est le Radiochromomètre de Benoist, dont l'emploi est particulièrement simple. On peut encore citer les procédés de Walter, Wehnelt, Bauer, etc.

La Radiographie dentaire utilise peu ces appareils il n'en est pas de même en Radiothérapie ou leur emploi est indispensable.

Conservation des produits photographiques. — Les plaques et films, non impressionnés, seront conservés à l'abri de la lumière, dans un endroit tempéré et sec. Il sera bon de ne pas les placer à proximité du laboratoire de prothèse, car les émanations gazeuses les détérioreront rapidement. De plus, ils seront parfaitement protégés contre les Rayons X.

On trouve dans le commerce de petites boites ou armoires, en composition ou métal anti-X, dans lesquelles, les émulsions peuvent être conservées en toute sécurité.

Il est d'ailleurs très facile d'en confectionner soi-même, en doublant d'une épaisse feuille de plomb une petite boite en bois. Si l'on ne dispose pas de ce matériel, les émulsions seront conservées hors du cabinet et *apportées seulement au moment de l'emploi.*

Les Ecrans renforçateurs. — Les écrans renforçateurs sont composés d'un corps (généralement en tungstate de baryum) qui a la propriété de devenir fluorescent sous l'action des rayons X.

Le côté actif de l'écran étant mis en contact avec l'émulsion de la plaque ou du film, on comprend que l'action combinée des rayons et de la fluorescence, permette de réduire considérablement le temps nécessaire pour impressionner le cliché.

Les écrans renforçateurs se divisent en deux sortes : les écrans mats et les écrans lavables. Ces derniers sont

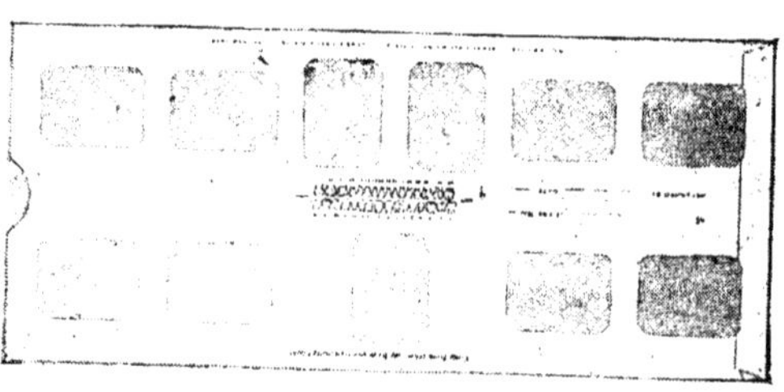

Fig. 52
Grande monture pour 11 films.

moins fragiles que les précédents, mais ils fournissent une image moins nette.

La fluorescence des écrans subsiste pendant un certain temps après l'exposition (il est d'ailleurs facile de s'en rendre compte à la chambre noire), ils ne devront pas être employés pour deux clichés, pris à quelques minutes d'intervalles.

Pendant le développement, on aura grand soin de ne pas toucher aux écrans avec les doigts humides ou encore d'y laisser tomber quelques gouttes d'un bain photographique, il se produirait à leur surface des taches que l'on retrouverait sur tous les clichés que l'on pourrait prendre par la suite.

La vie d'un écran est d'ailleurs limitée et au bout d'un certain nombre d'expositions son pouvoir décroît jusqu'à devenir nul.

Lorsqu'ils ne sont pas employés, les écrans sont conservés en observant les mêmes précautions que pour les plaques (manipulation en chambre noire exceptée).

Examen et classement des Radiographies dentaires. — Afin de bien faire ressortir tous les détails d'une

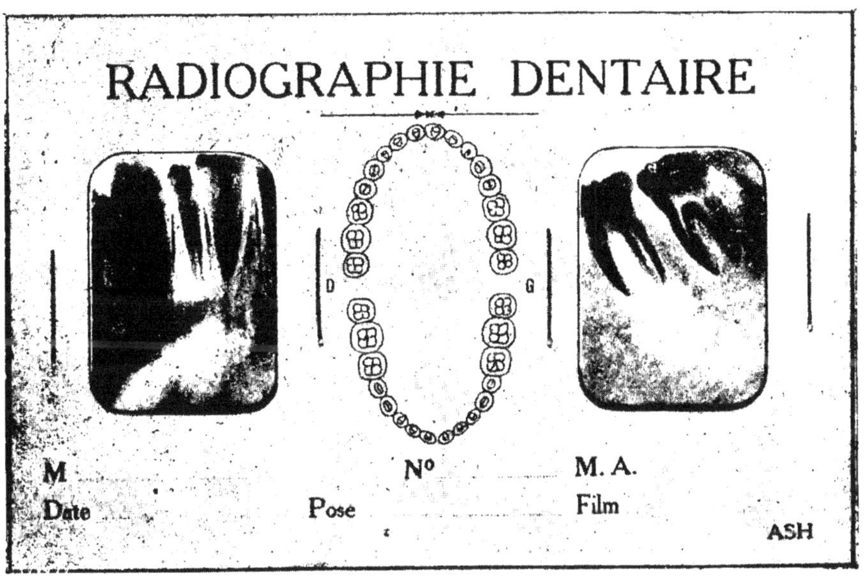

Fig. 53
Monture à deux ouvertures, convenant pour l'examen des films au stéréoscope.

radiographie, on l'examine à la lumière diffuse. Une simple plaque de verre dépoli, placée devant une source de lumière, convient parfaitement.

Cependant, la conservation des films ne serait pas très aisée, si on se contentait de les placer dans une boîte ou une enveloppe ; on a donc créé des montures, qui permettent à la fois de conserver et de classer les films ; de plus une feuille de celluloïd dont un côté est dépoli, permet l'examen du film sans dispositif spécial. Les modèles de montures pour films sont très nombreux, on se les procure facilement chez tous les fournisseurs à un prix peu élevé.

Nous recommandons principalement les modèles sur lesquels on peut noter les indications dont on aura besoin à chaque examen du cliché. Les fig. 52, 53, 55 et 56 reproduisent les modèles les plus courants de montures.

Il existe des meubles ou coffrets spéciaux, munis d'index alphabétiques pour le classement des montures ; certains servent en même temps de négatoscopes.

Le Négatoscope. — Les grands films extra-buccaux ne peuvent être placés dans des montures, aussi pour les examiner, a-t-on recours à des appareils appelés *Négatoscopes*, qui se composent d'une grande plaque de verre dépoli, enchassée dans un cadre métallique. Derrière cette plaque est placée une lampe électrique, dont on règle la luminosité à l'aide d'un rhéostat ; ou dans certains dispositifs, en modifiant la distance de la plaque à la lampe.

Dans le Négatoscope du Dr Polack, la lampe est unique et à filament rectiligne. Un réflecteur en demi-parabole assure un éclairage parfaitement uniforme de la plaque, tous les rayons lumineux lui étant perpendiculaires.

Le Radioscope. — Dans presque tous les cas, il est intéressant d'examiner le film sous grossissement. Au début de la radiographie dentaire on plaçait le film à examiner dans une lanterne à projections et on faisait l'examen sur un écran. Mais cette méthode ne permettait pas d'apercevoir plus de détails, bien au con-

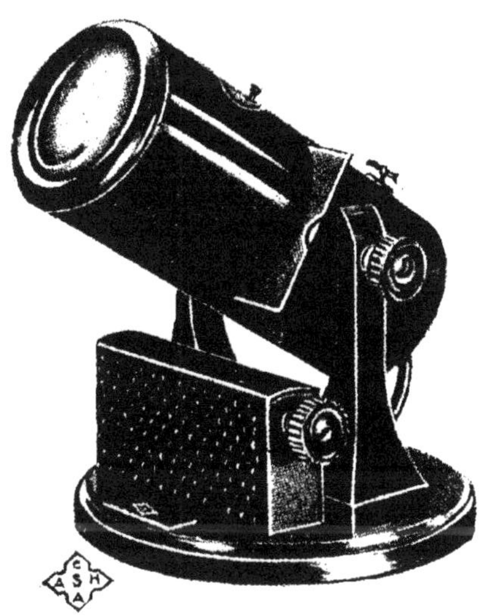

Fig. 54
Radioscope.

traire, de plus elle exigeait l'emploi de la chambre noire.

On construit actuellement des Radioscopes qui permettent l'examen direct du film sous fort grossissement.

Cet appareil (fig. 54), est composé d'un gros tube métallique dont une extrémité porte une forte lentille. Une lampe, réglable par un rhéostat, assure un éclairage diffus.

Le film placé dans une monture, est glissé dans la

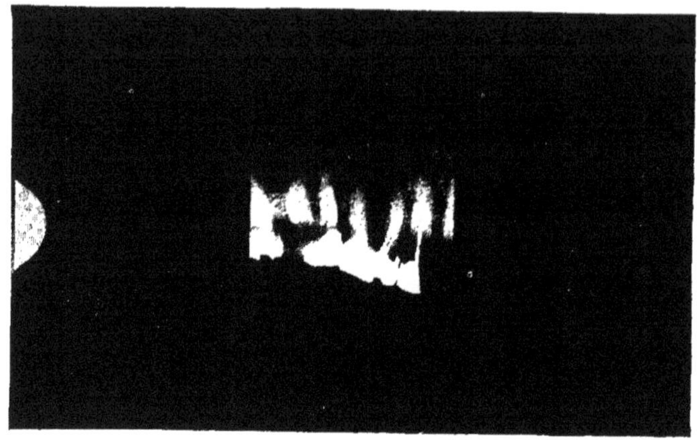

Fig. 55
Monture pour examen des films au radioscope.

fente du radioscope. On l'examine en regardant par la lentille. Cet examen direct fournit un très fort grossissement et permet de déceler des détails invisibles à l'œil nu.

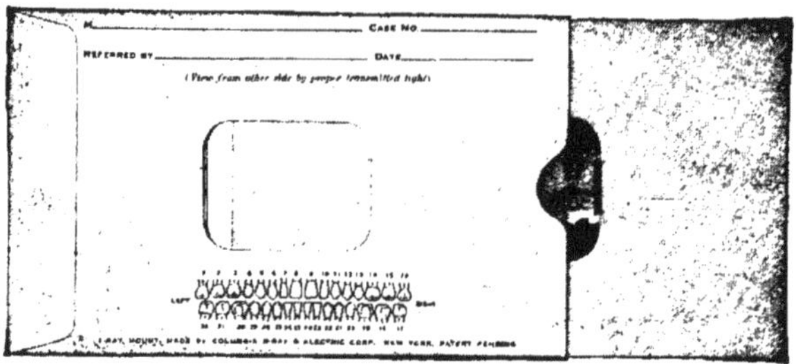

Fig. 56
Mise en place du film dans la monture.

Le Stéréoscope. — Tout le monde connaît l'emploi et le principe du stéréoscope, aussi nous n'en parlerons que pour mémoire. Il est employé pour l'examen des radiographies stéréoscopiques. La plupart des montures pour films sont étudiées pour la stéréoscopie. On placera donc les deux films sur une monture à deux ouvertures, puis on l'examinera au stéréoscope.

CHAPITRE VI

La radioscopie

Préconisée au début de la radiologie, elle est totalement abandonnée aujourd'hui en art dentaire. L'endodiascopie qui consistait à amener les rayons dans la cavité buccale à l'aide d'un long tube et à observer l'image sur un écran fluorescent fut la méthode la plus employée.

Mais outre que l'examen radioscopique ne se fait qu'à l'obscurité, les images projetées sur l'écran manquent de détails, les cellules osseuses sont invisibles, de plus l'exposition prolongée aux rayons X devient très dangereuse, tant pour le patient que pour l'opérateur.

Le dentiste doit-il renoncer à tout examen radioscopique ? Non, certes, son appareil est capable de lui permettre d'excellentes radioscopies de membres, de fractures, qu'en l'absence d'un médecin spécialiste ou d'un service radiologique organisé, il peut être appelé à examiner.

Il existe à cet effet des fluoroscopes munis d'une bonnette permettant de faire des examens en plein jour (1).

---

(1) Ces appareils ne dispensent pas de rester quelques minutes dans l'obscurité avant chaque examen.

Si l'on n'observait pas cette précaution, on ne distinguerait aucun détail sur l'écran.

L'écran est en outre recouvert d'une plaque de verre anti-X qui protège d'une manière suffisante l'opérateur, à condition de ne pas se livrer à des examens trop fréquents.

Avant de clore ce chapitre, nous signalons encore

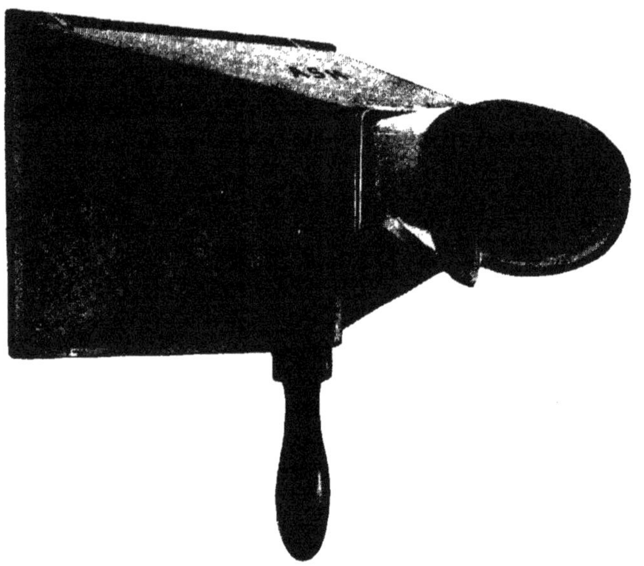

Fig. 57
Fluoroscope à bonnette pour examens radioscopiques en pleine lumière.

un dispositif très ingénieux qui avait pour but de permettre au dentiste d'opérer « sous l'écran ».

Un miroir à bouche dont la glace, remplacée par un écran fluorescent, était placé en arrière de la face linguale de la dent traitée ; les rayons arrivant extérieurement, on apercevait sur le miroir la silhouette de la dent. On pouvait donc, en principe, contrôler le traitement des canaux ou les obturations, mais pratiquement, il n'en était pas ainsi. L'image obtenue était trop floue pour donner des indications précises et l'exposition prolongée aux radiations rendait ce procédé *très dangereux*.

L'état actuel de la radioscopie ne permet donc pas son utilisation en radiologie dentaire ; mais, ainsi que nous l'avons dit plus haut le dentiste qui possède une installation moderne a en mains un outil puissant pouvant, dans certains cas, se comparer aux appareils de radiographie générale.

Il est bien évident que les radiographies de membres ou de viscères, doivent être faites par un médecin spécialiste, mais en cas d'urgence ou en l'absence de celui-ci, l'appareil du chirurgien-dentiste pourra souvent rendre de grands services.

CHAPITRE VII

La radiothérapie

Un chapitre détaillé sur la radiothérapie n'aurait pas sa place dans un ouvrage aussi élémentaire que le nôtre. Nous nous contenterons seulement de mentionner cette branche nouvelle de la Radiologie dentaire.

Loin d'être mise au point, la radiothérapie dentaire est l'objet de recherches de la part des stomatologistes et des dentistes les plus qualifiés. Le traitement de la pyorrhée a été tenté avec des résultats divers, mais cependant encourageants.

Certains praticiens, le Professeur Luigi Arnone (1), en particulier, ont eu l'idée d'associer, dans le traitement, l'action des rayons X à celle des rayons ultra violets.

La radiothérapie dentaire n'est qu'à ses débuts, il est probable qu'elle est appelée à occuper dans notre art une place aussi importante que celle qu'elle a si rapidement conquise dans la Médecine générale.

C'est précisément à tous les praticiens qui s'intéressent au développement de leur science à contri-

(1) *Semaine Dentaire* n° 3 du 23 janvier 1923.

buer, tant par leurs recherches que par leurs expériences, à la mise au point d'une branche de la thérapeutique qui a triomphé là où les autres médications restaient sans aucun effet, ou est venue à leur secours pour les compléter.

CHAPITRE VIII

Les honoraires pour les radiographies dentaires

Il ne nous appartient pas de donner au praticien des indications pour la fixation des « Honoraires » pour les radiographies dentaires.

Il est seul juge de cette question comme il est juge de l'utilité de la prise des radiographies.

Nous nous contenterons donc de rappeler ici les honoraires « officiels » pour les radiographies dentaires des médecins radiologistes, d'après divers documents que nous avons consultés.

Tarif Breton (1)

Accidents du Travail

Arrêté du 8 Juillet 1920, concernant les frais médicaux en matière d'accidents de travail, prévu par la loi du 9 Avril 1898, modifié par la loi du 31 Mars 1915.

---

(1) Le tarif minimum des Médecins radiographes à leur clientèle est à peu près le même.

Tarif des électro-radiologistes	*Paris*	*Province*
Crâne, face ou profil	100 fr.	75 fr.
Crâne, de face et de profil................	150 fr.	
Maxillaire inférieur......................	80 fr.	60 fr.
Dents (méthode intra-buccale) 1re plaque..	40 fr.	30 fr.
Chaque plaque supplémentaire..........	20 fr.	15 fr.

Le médecin radiologiste doit fournir deux exemplaires des épreuves.

Le décret du 25 octobre 1922, déterminant les tarifs applicables aux bénéficiaires de l'article 64 de la loi des pensions a fixé le taux des interventions des électro-radiologistes comme suit :

Crâne, face ou profil	100 fr.
Face et profil....................................	150 fr.
Dents (première plaque)	40 fr.
(chaque plaque supplémentaire)	20 fr.
Maxillaire inférieur.............................	80 fr.

Prix pour un cliché et une épreuve.

L'exploration radiologique doit être accompagnée d'un commentaire détaillé.

Bibliographie

Il nous a paru intéressant de donner à la fin de ce volume, la liste des principaux ouvrages de radiographie dentaire. On voudra bien excuser les omissions, sans doute nombreuses, que nous avons pu commettre :

Browning. — *The Dental Radiogram.*

Mc. Coy. — *Dental Radiography.*

Darmezin. — *Radiographie dentaire* (1903).

Le Dr et Mme Dufougeré. — *De l'emploi des rayons X en stomatologie* (1923).

Foveau de Courmelles. — *Electrothérapie dentaire* (1901).

Ivy. — *Interprétation of Dental and Maxillary Roentgenograms* (1923).

Kempster. — *Dental Radiology* (1922).

Prince. — *Roentgentechnie* (1914).

Raper. — *Dental Radiography* (1921).

Raper. — *Electro Radiographie diagnosis* (1922).

Reinmoller et **A. Burchard**. — *Die Zahnarztliche Rontgenologie.*

Thoma. — *Oral Roentgenology* (1922).

Tranier. — *La radiographie dentaire* (1922).

Wendell. — *The systematic developpement of X ray plates and films.*

Les applications de la radiographie en art dentaire font en outre l'objet de fréquents articles ou communications dans les revues ou sociétés savantes, trop nombreux pour que nous puissions les énumérer ici.

INDEX

Afin de faciliter la lecture d'ouvrages moins élémentaires, il nous a paru intéressant de réunir, dans cet index, les mots techniques qui pourraient présenter quelques difficultés pour les débutants.

Nous nous sommes attachés à donner pour chaque terme une définition très simple, souvent même, en employant un style peu scientifique.

Nous pensons que l'on voudra bien nous en excuser, en songeant que notre ouvrage n'a d'autre prétention que d'être un traité de vulgarisation.

A

Accrochage. — Consiste à coupler deux alternateurs dont les fréquences et les phases sont en concordance. Se dit aussi d'un moteur synchrone, branché sur un courant alternatif.

Accumulateur. — Appareil permettant d'emmagasiner de l'énergie électrique, qu'il restitue ensuite par un phénomène électrochimique.

Afflux cathodique. — Phénomène se produisant lors du passage d'un courant à travers un gaz raréfié. Les ions positifs sont projetés contre la cathode. C'est l'afflux cathodique qui donne naissance au *faisceau*. (Voir ce mot.)

Aigrette. — Phénomène lumineux se produisant à la surface d'un corps porté à haut potentiel. L'aigrette est accompagnée d'un crépitement caractéristique.

Ailette. — Partie d'un radiateur servant à éliminer la chaleur de l'anode d'un tube à rayons X.

Aimant. — Corps créant un champ magnétique.

Alternance. — Demi-période d'un phénomène alternatif.

Alternateur. — Machine actionnée mécaniquement et produisant du courant alternatif.

Alternatif (courant). — Courant électrique changeant de sens un certain nombre de fois par seconde.

Ampère. — Unité d'intensité du courant électrique. L'ampère est la valeur d'un courant constant qui, traversant une solution aqueuse d'azotate d'argent, dépose 0,00111800 gramme d'argent par seconde.

Ampère-heure. — Quantité d'électricité correspondant à un courant de 1 ampère pendant une heure.

Ampèremètre. — Instrument gradué en ampères, servant à mesurer l'intensité d'un courant.

Anion. — Ion qui se porte à l'anode.

Anode. — Electrode reliée au pôle positif de la source de courant.

Anti-cathode. — Nom donné, en radiologie, à l'anode d'un tube à rayons X, qui se trouve en face de la cathode. Ce nom est surtout usité dans les tubes bi-anodiques, afin de distinguer les deux anodes.

Appareillage. — Ensemble des appareils constituant une installation électrique, et, en ce qui nous concerne, une installation de Radiologie dentaire.

Arc. — Phénomène produit par le passage d'un courant d'une électrode à l'autre, dans un milieu gazeux. L'arc est accompagné de la volatilisation partielle, au moins d'une des électrodes.

Armature. — D'un électro-aimant : pièce métallique attirée par l'action de l'électro-aimant.

Armature. — D'un condensateur : l'ensemble des parties métalliques séparées par le diélectrique.

Asynchrone. — Se dit des moteurs à courants alternatifs dont la vitesse de l'induit n'est pas en concordance avec celle de l'alternateur.

Auto-excitation. — Système de machines dans lesquelles, le courant fourni sert à l'excitation des inducteurs.

Auto-transformateur. — Transformateur dans lequel les divers enroulements ne sont pas séparés et se font suite.

B

Bague. — Anneau en métal conducteur, relié à l'enroulement mobile, sur lequel frottent les balais. La bague sert, soit à collecter le courant fourni par la machine, soit au contraire, à alimenter l'induit.

Bain. — Nom sous lequel on désigne les solutions employées en photographie.

Balai. — Pièce en matière conductrice, frottant sur les bagues ou le collecteur d'une machine électrique.

Batterie. — Groupement de plusieurs générateurs ou accumulateurs de courant, reliés électriquement entre eux.

Bi-polaire. — Se dit des machines à deux pôles magnétiques.

Bobinage. — Ensemble des enroulements constituant une machine électrique. Se dit aussi des opérations consistant à disposer les conducteurs sur les bobines.

Bobine. — Enroulement en spires d'un ou plusieurs conducteurs.

Borne. — Pièce en matière conductrice, servant à relier électriquement l'appareil dont elle est solidaire.

Bouchon. — Appareil se fixant à la douille d'une lampe pour capter le courant et alimenter un appareil quelconque.

C

Câble. — Conducteur formé de plusieurs fils réunis entre eux.

Calage. — Angle formé par le plan passant par la ligne neutre du collecteur et celui passant par le point de contact des balais.

Cassette. — Châssis destiné à contenir la plaque ou le film radiographiques.

Cathion. — Ion se portant à la cathode.

Cathode. — Electrode reliée au pôle négatif d'un générateur.

Cathodique. — Qui se rapporte à la cathode.
Afflux cathodique, voir afflux.
Faisceau cathodique, voir faisceau.

Champ magnétique. — Espace parcouru par les lignes de force d'un aimant ou d'un courant.

Charge. — Opération par laquelle est emmagasinée une certaine quantité d'électricité dans un condensateur ou un accumulateur.

Chargement d'un châssis. — Opération qui consiste à placer dans un châssis ou une cassette, la plaque ou le film radiographiques et, éventuellement, le ou les écrans renforçateurs.

Châssis. — Sorte de boîte ou de couverture, dont un côté, au moins laisse passer les rayons X, destinée à contenir la plaque ou le film, pendant la prise de la radiographie.

Châssis porte-tube. — Dispositif utilisé en radiographie pour supporter le tube et lui donner toutes les inclinaisons nécessaires.

Circuit. — Ensemble des conducteurs et des appareils dans lequel circule un courant électrique.

Collecteur. — Dispositif composé de lames conductrices isolées les unes des autres et réunies aux bobines de l'enroulement mobile d'une machine. Les balais frottent sur le collecteur, soit pour y recueillir le courant dans le cas d'une dynamo, soit au contraire pour l'y amener, comme dans les moteurs et les commutatrices.

Commutateur. — Appareil destiné à envoyer ou à supprimer le courant dans certaines parties d'un circuit.

Commutatrice. — Machine destinée à transformer du courant continu en courant alternatif ou inversement.

Compas. — Appareil utilisé en radiographie pour localiser les corps étrangers. Il existe de très nombreux modèles de compas radiographiques.

Condensateur. — Appareil composé de lames conductrices, séparées par un diélectrique. Le condensateur emmagasine une grande quantité d'électricité qu'il rend instantanément lorsque ses armatures sont réunies électriquement.

Conductibilité. — Propriété qu'ont certains corps de conduire l'électricité.

Contacteur. — Interrupteur commandé à distance.

Contact tournant. — Appareil actionné par un moteur synchrone, destiné à redresser ou à éliminer l'onde inverse dans le circuit d'alimentation du tube.

Convertisseur. — Dispositif composé d'au moins deux machines, destiné à transformer du courant continu en courant alternatif ou inversement. Le convertisseur diffère de la commutatrice, en ce que dans cette dernière, la transformation du courant s'opère dans la même machine, alors que dans le convertisseur, le courant à transformer alimente un moteur qui actionne un générateur fournissant le courant que l'on désire.

Coulomb. — Unité de quantité d'électricité. Le coulomb est la quantité d'électricité fournie en une seconde par un courant de un ampère.

Coupe-circuit. — Appareil coupant automatiquement le courant, lorsque l'intensité atteint une valeur déterminée.

Cône de mise au point. — Cône terminant la cupule de certains appareils de radiographie dentaire. Le sommet du cône facilite la mise au point du tube, car il indique le rayon central du faisceau.

Coolidge. — Savant américain à qui l'on doit l'invention du tube qui porte son nom.

Tube Coolidge. (Voir Tube.)

Couplage. — Différentes sortes de réunion de machines et appareils électriques.

Court-circuit. — Communication franche entre deux bornes ou deux conducteurs.

Cupule. — Enveloppe opaque aux rayons X qui recouvre le tube.

D

Décalage. — Modification de l'angle de calage des balais.

Se dit aussi pour désigner dans un courant alternatif, la différence de temps entre l'apparition du maximum du voltage et de l'intensité dans une phase.

Décrochage. — Rupture du synchronisme entre deux machines accrochées.

Dérivation. — Montage dans lequel le courant se divise entre les différents circuits ou appareils alimentés par une même source.

Diaphragme. — Dispositif permettant de faire varier le diamètre du faisceau de rayons de Roentgen. Le diaphragme est, dans de nombreux dispositifs, solidaire du localisateur.

Développement. — Ensemble des opérations que l'on fait subir à la plaque ou au film impressionné pour faire apparaître l'image.

Dermatite. — Voir Radiodermite.

Diélectrique. — Isolant.

Diphasé. — Se dit de deux courants alternatifs décalés d'un quart de période.

Disjoncteur. — Coupe-circuit automatique, dont l'organe principal est un électro-aimant qui coupe le courant lorsque l'intensité n'a pas son intensité normale.

Différence de potentiel. — Voir tension.

Douille. — Appareil portant la lampe à incandescence et lui fournissant le courant.

Dur. — Se dit des rayons très pénétrants, compris entre les graduations 8 et 12 du radiochromomètre Benoist.

Durcissement du tube. — Raréfaction des gaz contenus dans le tube à rayons X. Le durcissement est provoqué par le fonctionnement prolongé du tube.

Dynamo. — Générateur transformant l'énergie mécanique en courant électrique continu.

E

Eclateur. — Electrodes entre lesquelles jaillit une étincelle lorsque leur différence de potentiel a acquis la force suffisante pour que le courant traverse le diélectrique gazeux ou liquide qui les sépare.

Edison (Effet d'). — Emission d'électrons par les métaux portés à l'incandescence, surtout dans le vide. Ce phénomène a été observé par le savant américain Edison. Il est la base du principe du tube Coolidge.

Ecran Radioscopique ou **Fluoroscopique.** — Feuille de bristol recouverte d'un corps devenant fluorescent sous l'influence des rayons X. On place le sujet à examiner entre la source radiogène et l'écran et l'on observe sur ce dernier, l'image radioscopique des organes se trouvant dans le champ des rayons X.

Ecran renforçateur. — Ecrans à peu près semblables aux précédents, mais dont le corps actif est le tungstate de calcium ou le sulfure, alors que dans les autres, le platinocyanure est surtout employé. Les écrans renforçateurs se placent contre la plaque ou le film, et permettent d'abréger considérablement le temps de pose en radiographie.

Electro-aimant. — Noyau de fer doux entouré d'un bobinage de fil isolé. Lors du passage du courant, sous l'action du champ magnétique de l'enroulement, le fer doux s'aimante ; cette aimantation cesse avec le passage du courant.

Electrode. — Pièce conduisant le courant dans un liquide ou un gaz. Dans le tube à rayons X, l'anticathode et la cathode sont les deux électrodes du tube.

Electrolyse. — Décomposition d'un liquide par le passage du courant.

Electrolyte. — Liquide dans lequel plongent les électrodes d'un circuit.

Electromètre. — Appareil servant à la mesure des différences de potentiels.

Electromotrice. — Force. — (Voir tension).

Electron. — Elément constitutif de l'atome portant une charge électrique négative.

Enroulement. — Ensemble des conducteurs du même circuit d'un appareil électrique.

Etincelle. — Phénomène lumineux produit par le passage d'une décharge électrique à travers un diélectrique.

Etincelle équivalente. — Etincelle maxima qui éclate entre les tiges du spintermètre, monté en dérivation sur un tube à rayons X.

Etoile (Montage en). — Mode de montage des conducteurs d'appareils fonctionnant sur courants polyphasés.

Excitation. — Aimantation des inducteurs d'une machine électrique.

F

Farad. — Unité de capacité électrique.

Faisceau cathodique. — Electrons arrachés ou émis par la cathode et précipités sur l'anode à une très grande vitesse (de 10.000 à 100.000 kms à la seconde).

Fermeture (d'un circuit). — Permettre, soit en manœuvrant un interrupteur, soit par tout autre système, le passage du courant dans un circuit.

Film. — Emulsion radiographique sensible supportée par une lame de celluloïd.

Filtre. — Dispositif, généralement composé de feuilles d'aluminium, destiné à éliminer les rayons mous.

Filament. — Fil de tungstène porté par la cathode du tube Coolidge. Ce filament porté à l'incandescence par un courant de basse tension, émet les électrons nécessaires à la formation du faisceau cathodique.

Fixage (bain de). — Solution dont le corps principal est l'hyposulfite de soude, destiné à fixer sur la plaque ou le film, l'image que le révélateur a fait apparaître.

Fluoroscope. — Ecran radioscopique, généralement muni d'une bonnette, qui permet la radioscopie en plein jour.

Fluorescence. — Phénomène lumineux que l'on observe sur certains corps soumis à l'action des rayons X ou de certains corps radio-actifs.

Fréquence. — Nombre de périodes d'un courant alternatif par seconde.

Fusible. — Coupe-circuit formé d'un fil ou d'une lame de métal, fondant lorsque l'augmentation d'intensité du courant échauffe les conducteurs.

G

Galvanique (courant). — Synonyme de courant continu.

Galvanomètre. — Appareil de mesure de l'intensité d'un courant.

Galvanoscope. — Appareil servant à déceler l'existence d'un courant.

Gauss. — Unité de mesure de l'intensité d'un champ magnétique.

Générateur. — Tout appareil transformant une énergie quelconque en électricité.

H

Haute fréquence (courant de). — Courant oscillatoire dont la fréquence est très élevée (1.000.000 et au-dessus).

Haute tension (circuit de). — Circuit d'alimentation du tube à rayons X.

I J

Indicateur d'incidence. — Dispositif pour la mise en place du tube dans la prise des radiographies dentaires.

Inducteur. — Qui produit un champ magnétique.

Induction. — Production d'une force électromotrice dans un conducteur qui traverse un champ magnétique.

Induit. — Enroulement dans lequel prend naissance le courant d'induction.

Intensité d'un courant. — Quantité d'électricité traversant un conducteur en une seconde. L'intensité s'évalue en ampère ou fraction d'ampère.

Intensité d'un rayonnement. — Quantité de rayonnement.

Interrupteur. — Dispositif permettant d'ouvrir et de fermer un circuit.

Inverseur. — Commutateur permettant d'inverser le sens d'un courant dans un circuit.

Ion. — Fraction moléculaire chargée électriquement.

Ionisation. — Production d'ions. On désigne aussi sous le nom d'ionisation le transport électrolytique des substances médicamenteuses à travers le corps.

Isolant. — Qui s'oppose au passage du courant électrique.

Isolateur. — Support isolant.

K

Kénotron. — Soupape à vide très poussé, dont le fonctionnement est basé sur l'effet d'Edison.

L

Ligne électrique. — Conducteurs servant à relier le générateur d'électricité aux appareils qui utilisent le courant.

Localisateur. — Ouverture pratiquée dans la cupule pour le passage des rayons.

Longueur d'étincelle. — Distance qui sépare les tiges du spintermètre entre lesquelles jaillit l'étincelle.

M

Magnétismé. — Etude des phénomènes produits par l'action des aimants.

Magnéto. — Machine électrique dont l'excitation est assurée par des aimants permanents.

Microfarad. — (Voir Farad).

Monophasé. — Courant alternatif simple.

Milliampère. — Mesure valant 1/1.000 d'ampère.

Milliampèremètre. — Ampèremètre gradué pour mesurer les courants en milliampères.

Mollissement des tubes. — Augmentation de la pression gazeuse à l'intérieur d'un tube.

Multipolaire. — Se dit des machines à plusieurs pôles magnétiques.

N

Négatif. — *Pôle négatif.* — Dans une pile, pôle relié à l'électrode qui est attaquée lors de l'oxydation. Dans une machine, pôle correspondant à celui de la pile.

En photographie, on désigne par négatif le cliché (plaque ou film) qui a été développé.

Négatoscope. — Appareil pour l'examen des clichés radiographiques.

Noyau. — Partie d'un appareil autour de laquelle on enroule le conducteur.

O

Ohm. — Unité de résistance électrique.

Ohmmètre. — Appareil destiné à mesurer les résistances.

Onde directe. — Phase du courant d'alimentation qui doit traverser le tube.

Onde inverse. — Phase qui doit être éliminée par les soupapes ou tout autre dispositif.

Ondoscope. — Appareil monté sur le circuit secondaire, servant à vérifier le sens du courant.

Opaque. — Corps s'opposant au passage des rayons X.

Ouvrir un circuit. — Produire dans un circuit une solution de continuité qui s'oppose ainsi au passage du courant.

P

Papier cherche pôle. — Papier portant une composition chimique, permettant de retrouver la polarité des bornes d'un générateur.

Parallèle. — Voir montage en dérivation.

Pénétromètre. — Appareil servant à mesurer la force de pénétration des rayons X ou mieux, leur dureté.

Période. — Courbe décrite par un courant alternatif pour revenir au même point après avoir passé par deux extrêmes opposés.

Phase. — Courbe décrite par un courant alternatif partant d'une valeur zéro pour revenir à cette même valeur en passant par un maximum. Deux phases consécutives font une période.

Pile. — Générateur transformant de l'énergie chimique en énergie électrique.

Positif (pôle). — Pôle opposé au pôle négatif. Dans l'hypothèse du sens du courant continu, on suppose que le courant sort du générateur pour le pôle positif, pour y retourner par le négatif après avoir parcouru le circuit.

En photographie, on entend par positif, l'image obtenue, généralement sur papier, à l'aide du négatif et qui reproduit les tonalités de l'objet photographié.

Polyphasé. — Courants électriques de même fréquence, mais dont les phases sont décalées les unes par rapport aux autres.

Porte-film. — Appareil permettant le maintien, en bouche, de la plaque ou du film pendant la prise de la radiographie.

Potentiel (différence de). — Synonyme de tension (Voir ce mot).

Plombs. — Nom impropre donné aux coupe-circuits fusibles.

Primaire. — Enroulement d'un transformateur auquel on fournit le courant à transformer.

Prise de courant. — Dispositif permettant de relier un appareil à une canalisation électrique.

Q

Quantitomètre. — Appareil servant à mesurer l'intensité et la quantité du rayonnement X.

R

Radiologie. — Etude des radiations et particulièrement des rayons X.

Radiographie. — Photographie à l'aide des rayons X.

Radioscopie. — Examen sur l'écran de la silhouette d'un objet soumis aux rayons X.

Radiothérapie. — Traitement par l'action des rayons X.

Radiodiagnostic. — Diagnostic établi avec l'aide des rayons X.

Radiochromomètre. — Instrument dû à Benoist, servant à mesurer la qualité des rayons X.

Radio-activité. — Emission par certains corps de radiations sans l'intervention d'action extérieure.

Radiodermite. — Inflammation de la peau dûe à une exposition prolongée aux rayons de Roentgen.

Radioscope. — Appareil permettant l'examen direct des clichés agrandis.

Radiumthérapie. — Traitement par l'action des sels de radium.

Radiostéréoscopie. — Radiographie stéréoscopique.

Roentgen. — Savant allemand, à qui l'on doit la découverte des rayons X en 1895. Roentgen mourut en 1923.

Roentgenologie. — Synonyme de radiologie.

Radiateur. — Dispositif placé à l'extrémité extérieure de l'anticathode d'un tube pour en assurer le refroidissement.

Redresseur. — Appareil destiné à transformer un courant alternatif en courant du même sens.

Rhéostat. — Résistance réglable.

Révélateur. — Bain réducteur employé dans le développement des plaques ou des films.

Résonnateur. — Dispositif, dû à Oudin, utilisé dans certains appareils générateurs de courants de haute fréquence.

Rotor. — Partie tournante d'une machine ou d'un moteur électrique.

Régulateur. — Dispositif permettant de faire varier la pression gazeuse à l'intérieur du tube à gaz. Il existe de nombreux modèles de régulateurs : à pompe, à osmo, à étincelle, etc...

S

Secondaire. — Enroulement du transformateur dans lequel se développe le courant induit.

Série (montage en). — Montage dans lequel des appareils électriques sont reliés par leurs bornes de nom contraire.

Soupape. — Appareil destiné à éliminer l'onde inverse. La soupape se monte en série sur le circuit d'alimentation du tube, elle ne laisse passer que l'onde directe.

Stator. — Partie fixe d'une machine électrique qui comporte un rotor.

Spintermètre. — Dispositif constitué par deux tiges conductrices dont l'une est mobile, servant à mesurer la longueur d'étincelle.

Synchrone. — Se dit d'une machine dont la vitesse angulaire est égale à la vitesse de pulsation du courant alternatif.

T

Tableau. — Ensemble des appareils de commande et de mesure d'une installation électrique.

Tambour (bobinage en). — Méthode d'enroulement.

Tension. — Différence de « pression » électrique entre les deux bornes d'un générateur. Il est impossible de donner une définition précise et simple de la tension. La comparaison avec une chute d'eau faite dans presque tous les traités d'électricité, nous semble excellente pour donner une première idée de la différence de potentiel.

Transformateur. — Appareil destiné à modifier la tension d'un courant alternatif.

Trolley (installation à). — Installation radiologique dans laquelle les fils de haute tension sont fixés au plafond. Le courant est amené au tube par un trolley.

Tube de Crookes. — Tube à gaz raréfié servant à la production des rayons X.

Tube à gaz. — Tube basé sur les premiers tubes de Crookes, où l'on a fait différentes modifications afin d'améliorer le rendement en rayons X.

Tube Coolidge. — Tube à vide absolu, dans lequel la production du faisceau cathodique est uniquement due à l'effet d'Edison.

Tube de Lilienfeld. — Tube fabriqué en Allemagne et dont le principe se rapproche beaucoup du Coolidge.

V

Villard. — Soupape et osmo régulateur (Voir ces mots).

Voile. — Manque de netteté du cliché radiographique, dû souvent à l'effet des radiations secondaires.

Volt. — Unité de mesure de la différence de potentiel.

Voltmètre. — Appareil, gradué en volts, servant à mesurer la force électromotrice d'un courant.

Voltage. — Terme impropre que l'on emploie pour désigner la tension.

W

Watt. — Unité de puissance d'un courant électrique.

Wattmètre. — Appareil, gradué en watts, servant à mesurer la puissance d'un courant.

Wehnelt (interrupteur de). — Interrupteur à liquide, monté sur le primaire de la bobine d'induction.

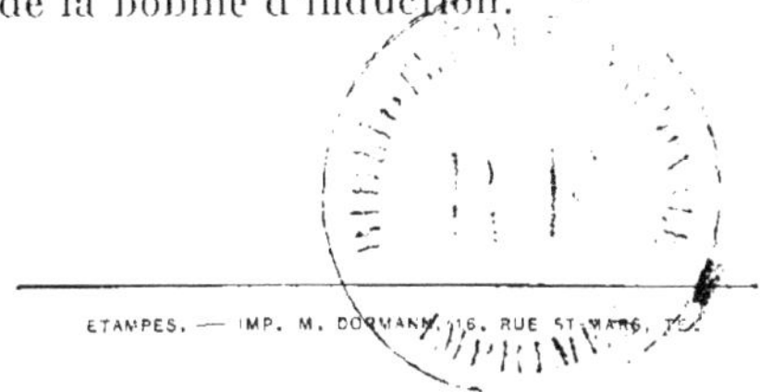

ETAMPES. — IMP. M. DORMANN, 16, RUE ST-MARS, 16.

www.ingramcontent.com/pod-product-compliance
Ingram Content Group UK Ltd.
Pitfield, Milton Keynes, MK11 3LW, UK
UKHW020921180726
13838UKWH00002B/683

9 782329 463933